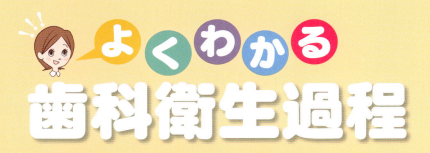

よくわかる歯科衛生過程

一般社団法人 全国歯科衛生士教育協議会 編

Dental Hygiene Process

医歯薬出版株式会社

編集委員 （順不同，＊編集委員代表）

遠藤 圭子＊	元東京医科歯科大学大学院
眞木 吉信	東京歯科大学名誉教授
松田 裕子	鶴見大学名誉教授
高阪 利美	愛知学院大学特任教授／愛知学院大学短期大学部歯科衛生士リカレント研修センター
合場 千佳子	日本歯科大学東京短期大学歯科衛生学科
白鳥 たかみ	公益社団法人紫雲会横浜病院
畠中 能子	関西女子短期大学歯科衛生学科

執筆者 （執筆順）

船奥 律子	四国歯科衛生士学院専門学校
吉田 直美	東京医科歯科大学大学院医歯学総合研究科口腔健康教育学分野
宮崎 晶子	日本歯科大学新潟短期大学歯科衛生学科
石井 実和子	東京都歯科医師会事業部
畑山 千賀子	元梅花女子大学看護保健学部口腔保健学科
有井 真弓	京都歯科医療技術専門学校衛生士科
原 久美子	下松デンタルアカデミー専門学校
山田 小枝子	朝日大学歯科衛生士専門学校
照井 美幸	元宮城高等歯科衛生士学院

This book is originally published in Japanese
under the title of :

YOKUWAKARU SHIKAEISEI KATEI
（A Concise Guide to Dental Hygiene Process）

Edited by The Japan Association for Dental Hygienist Education
Ⓒ 2015 1st ed.

ISHIYAKU PUBLISHERS, INC.
  7-10, Honkomagome 1 chome, Bunkyo-ku,
  Tokyo 113-8612, Japan

はじめに

　少子高齢社会が進展するなか，国民の歯科保健医療に関するニーズは多様化し，より良質な医療が提供されることが求められる現在，歯科衛生士に求められる資質も多様化・高度化しています．日常の身近な問題，対象者の抱える問題をみつけ，エビデンスに基づいて解決する能力はもちろん，多種の専門職との連携も必須となっていることはいうまでもありません．

　これまでの歯科衛生業務の進め方は，プラーク付着に目を向けて，除去するための技術を提供することが主体となっていました．しかし，それを見直し，対象者を包括的にみて問題を整理し，原因を追究する目を養う必要性があることが求められてきたときに，歯科衛生過程を教育に導入することが急務であることが示されました．

　「**歯**科衛生過程」とは，歯科衛生業務を展開するための論理的思考ツールです．歯科衛生士が専門職として，対象者に関わる情報を収集し，問題と原因を判断したうえで，対象者とともに計画を立てて実践すること，介入後には対象者の満足度や歯科衛生士の関わりによる効果を評価することの流れを身につける必要性を伝えるため，全国歯科衛生士教育協議会・専任教員講習会でも「歯科衛生過程」に取り組みました．当初は，とにかくPCRのことばかりを取りあげて対応することがどれほど不適切なことなのか，それぞれの対象者に合わせた関わりができることこそが，専門職としての歯科衛生士の存在を意義づけることであるとの概念を示すことに専念しました．しかし，それだけでは，専任教員が教育に活用することはできませんでした．

　そこで，講習会では，歯科衛生過程を具体的に示し，理解を促進する内容を取りあげようと担当の教育委員が協力して，講習内容を作りあげていきました．しかし，一度や二度の講習だけでは十分に理解することが難しく，教育現場で活用するところまで到達できないことも事実であり，受講した教員，まだ受講していない教員から具体的に例示した内容のテキストが欲しいとの意見があがるなか，医歯薬出版から，よりわかりやすく，取り組みやすいサブテキストを出版しないかとの意向が示されました．講習会で扱った材料があるのでスムーズに進むかと思いましたが，対象者がどのようになりたいかを重視して介入するという考え方そのものが難しく，歯科衛生士主導の目標となっていたり，歯科衛生診断を明確にせず，すぐに介入計画をたててしまうという従来の歯科衛生士の考え方が原稿作成を阻むこともしばしばでした．まだまだ検討の余地があるとは思いますが，執筆を担当した者が知恵を出し合い，討議して，初学者でもわかりやすく，興味をもって取り組める内容とするため工夫を重ね，発行に至りました．

　本書を手にとって読んでいただくことで，教員はもちろん，現場の歯科衛生士のみなさまにも身近な歯科衛生過程となることを祈っています．

2015年5月

編集委員代表　**遠藤圭子**

CONTENTS Dental Hygiene Process

Prologue 歯科衛生過程を学ぼう！
.... 船奥律子　1

1章 歯科衛生過程の基礎 .... 吉田直美　11
1. 歯科衛生過程とは 12
2. 歯科衛生過程の思考プロセス 14
3. 歯科衛生過程のプロセスを学ぶ 19

2章 歯科衛生過程の進めかた
...... 宮崎晶子, 石井実和子, 畑山千賀子, 有井真弓, 船奥律子, 原久美子, 山田小枝子　45

1. 歯科衛生アセスメント 46
2. 歯科衛生診断 79
3. 歯科衛生計画立案 91
4. 歯科衛生介入 99
5. 歯科衛生評価 105
6. 書面化（記録） 108

よくわかる用語集 .... 照井美幸　124
歯科衛生過程チェックリスト 126
歯科衛生診断句例 127
　　...... 宮崎晶子, 石井実和子, 畑山千賀子, 有井真弓, 船奥律子, 原久美子, 山田小枝子
参考文献 129

illustration/ サンゴ

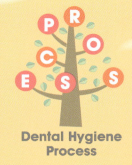

Prologue

歯科衛生過程を学ぼう！

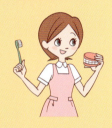

歯科衛生過程を学ぶ前に，まずプロローグで，
歯科衛生過程の考え方を身近なできごとに
たとえて考えてみたり，歯科衛生過程によって，
歯科衛生活動では何が解決できるのか
考えてみましょう．

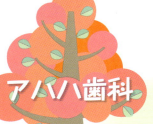

アハハ歯科 登場人物の紹介

スタッフ

まき院長
歯科衛生士の成長と活躍を応援してくれる院長．
ほのかな東北なまりで
ほっこり癒される

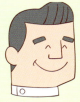

さえこ先輩
アハハ歯科のできる歯科衛生士
超美人で仕事には厳しい．
院長からたかみちゃんの
新人教育を任されている

たかみちゃん
アハハ歯科に
今春就職したばかりの
新人歯科衛生士

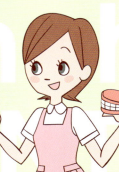

はらさん
患者さんの心をつかむ
ベテラン受付
いつの間にか診療室に患者情報
を運んで来る

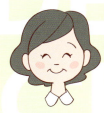

みわこ先輩
2年先輩の歯科衛生士
仕事がテキパキできる．
いつも忙しそう

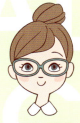

患者さん

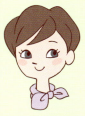

ますださん（42歳）
お子さんが
2人いる主婦

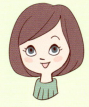

あきこさん（19歳）
歯科衛生士学校の1年生．
小さいころから
アハハ歯科にかかっている

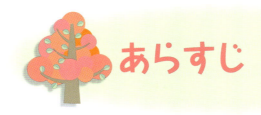
あらすじ

アハハ歯科は院長1名，歯科衛生士3名，受付1名の歯科診療所．
歯科衛生過程を取り入れ，歯科衛生業務を行っています．

　2015年4月に就職した新人歯科衛生士のたかみちゃんは，3カ月後，いよいよ担当患者をもたせてもらえることになりました．
　さえこ先輩は，たかみちゃんの担当患者にあきこさんを選びました．
　学生時代から歯科衛生過程が苦手だったたかみちゃんは，さえこ先輩のアドバイスを受けながらも幾多の困難を乗り越え，歯科衛生士としてあきこさんの健康支援に目覚めていきます．

2014年 6月…	ますださん初診	さえこ先輩が担当になる．
7月…	ますださん治療中	さえこ先輩がSRPや指導を行う．
10月…	ますださん治療終了	半年後にメインテナンスの約束をする．
2015年 4月…	たかみちゃん，アハハ歯科に就職	
	メインテナンスのために来院したますださんの指導を任される．	
5～6月…	先輩に教えてもらいながら歯科衛生過程を勉強．	
7月…	たかみちゃんがあきこさんの担当になる．	
7～10月…	歯科衛生過程を取り入れて，あきこさんの問題を解決していく．	

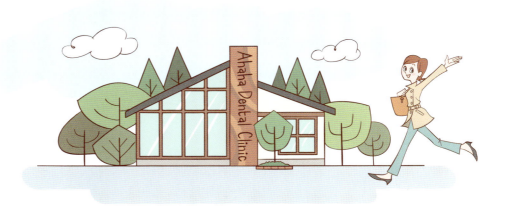

歯科衛生過程の考えかた

2015年4月…

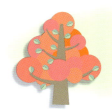

診療室では覚えなくてはならないことがたくさんあって毎日が必死……　先輩に言われたことをこなすだけで精いっぱいの日々．そんなある日，たかみちゃんは，さえこ先輩が担当している患者のますださんの担当を任されました．昨年，ますださんは慢性歯周炎（中等度：P_2）と診断され，歯周治療を行っています．院長の診査と歯周病検査の結果により，上顎右側臼歯部の歯肉の炎症を改善するため，プラークコントロールの方法を指導するように指示を受けました．

半年ぶりに来院したますださんは少しお疲れの様子．さえこ先輩が口腔内を観察すると，上顎右側臼歯部の歯頸部と歯間部の清掃が不十分で，歯肉の炎症が認められました．そのことをますださんに説明すると，「気づかなかったわ．それにここのところ時間がなくって」とおっしゃいました．さえこ先輩はたかみちゃんをますださんに紹介し，今日の指導を担当させてもらうことの承諾を得ました．

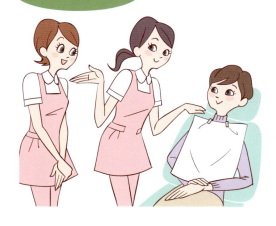

気づかなかったわ
ここのところ
時間がなくって……

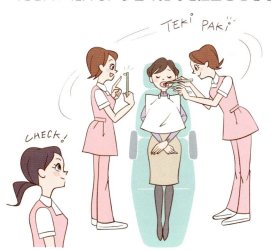

たかみちゃんはさっそく，ますださんの歯に歯垢染色剤を塗布して，磨き残した部分を指摘し，ヘッドの小さな歯ブラシ（タフトブラシ）で1本1本ていねいに磨くように指導しました．

ますださんが帰った後…

さえこ先輩　たかみちゃん，なぜますださんに染め出しをしてブラッシングの方法を指導したのか，根拠を教えてくれる？

たかみちゃん　根拠……ですか？

さえこ先輩　そう．根拠．簡単に言えば「何をどう考えて行ったか」ということね．

たかみちゃん　う〜ん．染め出しをしたほうが磨き残しがよくわかるし，歯磨きは1本1本ていねいに磨くのが基本だし……

さえこ先輩　そうね．確かに赤くなったら見えやすいし，ていねいに磨いたほうがプラークは落ちるわね．でも，ますださんにはいままでも何度かブラッシングの方法についてはお話してきたし，歯周病が進行している部分があることもお話しているのよ．

たかみちゃん　そういえば，ますださん，「わかってる」って表情をしていたような……

はらさん　ますださん，帰りがけに「また，赤くされちゃったわ」っておっしゃっていたわよ〜

たかみちゃん　えっ！　そうなんですか？

さえこ先輩　たかみちゃん，基本的なブラッシングの方法を指導することが，ますださんのニーズに合った支援だったのかしら？　それと，ますださんへの介入に対する業務記録は読んだかしら？　その様子だと見ていないようね．もう一度「歯科衛生過程」を勉強してみましょう．

たかみちゃん　歯科衛生過程か……

始まった，始まった（笑）

たかみちゃんは学生の頃，十分に理解できなかった歯科衛生過程を先輩に教えてもらいながら，歯科衛生士として，ますださんのためにするべきことは何なのかを考えていくことにしました．

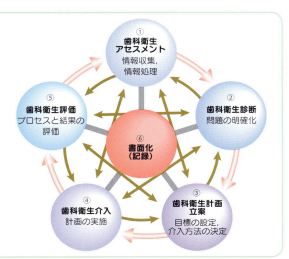

歯科衛生過程（Dental Hygiene process）とは

過程とは物事が変化し，進行して，ある結果に達するまでの道筋のことをいいます．

歯科衛生過程は対象者の問題をともに解決していくための手順のことで，5つのステップに「書面化（記録）」を加えた6つの要素で構成されます（p.12参照）．

① 歯科衛生アセスメント　情報収集，情報処理
② 歯科衛生診断　問題の明確化
③ 歯科衛生計画立案　目標の設定，介入方法の決定
④ 歯科衛生介入　計画の実施
⑤ 歯科衛生評価　プロセスと結果の評価
⑥ 書面化（記録）

さえこ先輩：歯科衛生過程というと難しく思えてしまうかもしれないけれど，私たちは普段から何かの問題を解決しようと思ったときには，自分自身に問題があるわけじゃないこともあるけれど，同じような手順で考えているものなのよ．ね，みわこさん，先週の日曜日に起こったこと，問題解決の過程に沿って説明してくれる？

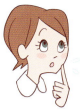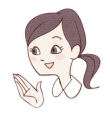

みわこ先輩：えっ！ あぁ～，研修会に遅れそうになったことですね．
歯科衛生士会の研修会にさえこ先輩と一緒に参加することになっていたんです．ぐずぐずしていて，予定より少し遅れ気味だったうえに，最寄り駅に着いたら電車が止まっていて，とても困ってしまったんです．

はらさん：みわこさんの困った顔，目に浮かぶわ～

みわこ先輩：それで，止まっている原因は何か，回復の見込みがあるのか？ なんて考えていたら，駅のアナウンスで，「信号機の故障で回復の見込みが立っていない」ことがわかったんです．このまま待っていては，研修会に間に合わない！ それで「電車が信号機故障で止まっていて，このままでは間に合いそうもない」とさえこ先輩に携帯電話で連絡したんです．
大事な研修会だし，このまま待っていちゃいけないと思って，なんとか時間に間に合う方法を考えなくちゃ！ そう判断して，解決策をいくつか考えたんです．結局，バスで別路線の駅まで行って電車を乗り継ぎ，なんとか無事に間に合ったというわけです．

さえこ先輩：つまり全体をまとめると，研修会に参加するために出発したけれど，信号機の故障で電車が止まっていた．待っていては間に合わない可能性が高かったので，バスで別路線の駅まで行き，電車を乗り継ぐルートで無事に到着し，「遅刻してしまうかもしれない」という問題は解決した．この例は，本人の問題ではないし，時間前に到着することが目標だから，原因や要因を考えるというよりは計画を練るほうが主になるわね．確実で経済的，かつ疲労の少ない方法を選択して行動したことは，"正しかった"という評価になるのね．たかみちゃん，わかったかしら？

たかみちゃん：なるほど！

さえこ先輩：患者さんのことはそんなに単純じゃないから，情報収集にも時間が必要だし，内容も複雑だから，簡単には解決できないことが多いけれどね．
たかみちゃん，歯科衛生過程のステップに沿って，ますださんへの指導を振り返ってみましょう．

「歯科衛生過程」の考えかたを身近なできごとで考えてみましょう！

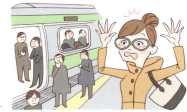

① 問題を感じる

電車が止まっていて，研修会に遅刻してしまう．

アセスメント

② ①の問題を構成している情報を集めて，整理してみる

事故かしら？
故障かしら？
回復の見込みは？

③ 問題と原因を明確にする

（問題）研修会に遅刻してしまいそうだ
（原因）利用しようとしていた交通機関が止まっていてすぐに復旧する見込みがない．

④ いろいろな〔仮説〕や〔解決方法〕を考えてみる

このまま待っていたら間に合わない．
自転車，バス，タクシー……

⑤ ④であがった〔仮説〕〔解決方法〕のうち，ありえそうにないもの，できそうにないものを排除する

安全，経済的，疲労が少ない

計画

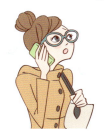

⑥ いちばん可能性のありそうな〔仮説〕〔解決方法〕を吟味して，最善のものを選ぶ

⑦ 計画どおりに実行する

実施

⑧ これまでの過程を評価する

無事，間に合いました！
これまでの過程は正しかったわ．
さえこ先輩ご心配かけました．

評価

> ここであげた問題は，本人には原因がありませんから，「解決策（方法）」に目がいきがちですが，歯科衛生過程では本来"自分で解決できる本人の問題"を扱います．対象者の生活背景などを深く掘り下げる必要があるので，"アセスメント"が重要になるわね．

Prologue 歯科衛生過程を学ぼう！

遡(さかのぼ)ること昨年（2014年）の6月．ますださんは，下顎右側臼歯部の違和感と歯肉からの出血を主訴として来院しました．

院長は「慢性歯周炎（中等度：P_2）」と診断，歯周治療計画が立案され，歯周基本治療が行われました．院長にモチベーション，プラークコントロール，スケーリングなどを指示されたさえこ先輩は，歯科衛生過程を応用しながら歯科衛生業務を進めていきました．

ますださんは特に全身疾患はなく，飲んでいる薬もありません．むし歯になりやすいほうではないため，歯科医院は10年以上受診しておらず，歯科衛生士から指導を受けた記憶はほとんどないとのこと．ブラッシングは1日に2回，朝食後と就寝前に行い，歯ブラシ以外の清掃用具は使っていないということでした．

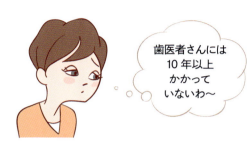

歯医者さんには10年以上かかっていないわ～

口腔内はDMF＝5，O'LearyのPCRは42.4％，6̄ PD4mm，BOP（＋）でした．

これらの情報から，ますださんは42歳としてはDMF＝5とカリエスリスクが低く，今までう蝕の治療で歯科医院を受診する必要がありませんでした．そのために，「歯周病についての知識や口腔清掃についての指導を受ける機会がなかったこと」が原因となり，O'LearyのPCRが42.4％という状況を示し，「自分に合ったセルフケアの知識と技術を理解していないこと」が問題であると考えました．また，自分の口腔内の状態を把握していませんでした．

ますださんは歯周病についての説明を受ける機会がなかったために，セルフケアについて理解ができていなかったのね．

そして，まず自分自身の口腔内の状況を把握をしてもらい，下顎右側臼歯部の違和感と歯肉からの出血の原因と改善方法，自分に合ったセルフケアの方法を学ぶことや定期検診の重要性について理解してもらおうと計画を立てました．

ますださんは自分自身の保健行動ができていなかったために，現在の状態になってしまっていることを反省した様子で，熱心に指導を聞いてくれました．

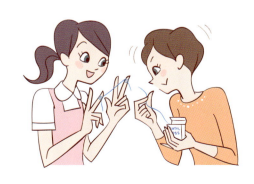

歯科衛生過程は必ずその過程を記録することが大切です．
ここでは，ますださんの記録の一部を示します．

2014年6月11日

■**歯科衛生アセスメント**

S データ：主観的情報
O データ：客観的情報

<情報収集>
S：「右下の歯茎がなんだかうずくような，重たいような感じで，いつもと違うんです．血も出ます」
O：歯科診断 慢性歯周炎（中等度：P_2）

S：全身疾患なし，服薬なし

S：ブラッシング2回／日（朝食後，就寝前）
S：「むし歯になりやすいほうではないので，歯医者さんのお世話になることはあまりありません．歯医者さんには10年以上かかっていないし，歯科衛生士さんから具体的に指導を受けた覚えもないです」

O：$\overline{6|}$ PD4mm，BOP（+），O'Leary の PCR 42.4%

<解釈・分析>
DMF＝5とカリエスリスクが低く，10年以上歯科医院を受診する必要がなかったために，歯周病についての知識や口腔清掃についての指導を受ける機会がなかった．そのため，歯周病に対する知識がなく，自信の口腔状態に合ったセルフケアの知識と技術が十分ではない．その結果，O'Leary の PCR が 42.4%という状況になり，歯肉の違和感や出血を伴う歯肉の炎症状態が問題となっていると考える．

■**歯科衛生診断**
<診断句>歯肉炎症反応の亢進状態
<原因句>セルフケアの知識不足・技術不足

■**歯科衛生計画立案**
長期目標：4カ月後の来院時までにますださんの歯肉の炎症症状が改善され，出血がなくなる．
短期目標：ますださんが歯周病罹患状態と出血の原因を説明できる．

E-P　検査結果を示し，
　　　歯周病の罹患状態と出血について説明する．
O-P　ますださんの言動
　　　自身の口腔状態に関心をもち，理解を示す．

E-P　教育計画
O-P　観察計画

アハハ歯科に通院して4カ月．全顎のSRPが終了した10月頃には，1日3回のブラッシングに加え，デンタルフロスも使用するようになりました．
O'LearyのPCRは12.4％，歯肉はすっかり改善し，違和感も出血も気にならなくなりました．

院長の指示を受け ますださんには，「口腔内の状態が安定したので，このあとは定期的にメインテナンスで通院し，半年後も今の状態を維持できるように頑張りましょう！」と目標を確認しました．

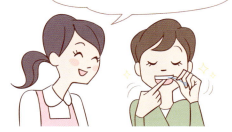
この調子ならもう大丈夫．ますださん，次は半年後にお待ちしていますね．

さえこ先輩 これが半年前のますださんの様子とその記録よ．

たかみちゃん なるほど！　こんなふうに記録するんですね．どんな理由でそのようにしたのかわかりやすいです．

さえこ先輩 誰が見てもわかるように記録をとる必要があるわね．
とても熱心に取り組んでくださって，私もものすごくうれしかったの．ますださんなら，このままよい状態を維持できると思って目標を立てたのに……

みわこ先輩 なぜ半年間でまた悪化してしまったのかしら？

さえこ先輩 ますださんは「ここのところ時間がなくて」っておっしゃっていたし，お疲れの様子だったわね．
もしかしたら，状態が悪くなってしまった原因になるような変化があったんじゃないのかしら？　たかみちゃん，ますださんはほかに何かおっしゃっていなかった？

たかみちゃん 私，とにかくブラッシングの指導をしなくちゃ！　と思っただけで，ますださんからお話を聞くことができませんでした．

はらさん ますださんの上のお子さんが高校受験で塾の月謝もたいへんだからって，パートを始めたらしいわ．下のお子さんは確か中学生でサッカー部に入っていて，ユニフォームの洗濯やお弁当づくりなどで毎日忙しくて追われてる感じだって言ってたわよ．

たかみちゃん そうか．ますださん，半年の間に日常生活に大きな変化があったんだ．

みわこ先輩 私も新人だった頃を思い出します．口の中をみることだけで精いっぱいだったから，とても生活のことまで伺うことなんてできなかったな．
それにしてもはらさんの情報収集力はすごいですね！

さえこ先輩 たかみちゃん，今回のますださんへの指導は，歯垢染色をしてブラッシングの方法をお話しすることではなく，どんなことが必要だったのかしら？

➡この続きを読む前に，歯科衛生過程の「基本」をおさらいしておきましょう．

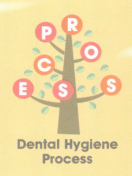

1章
歯科衛生過程の基礎

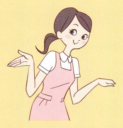

1章では，歯科衛生過程の基礎となる思考過程，
土台を学びます．
歯科衛生過程は，歯科衛生士が毎日行う
歯科衛生活動そのものです．
まずは歯科衛生過程の基本を，
しっかり学びましょう．

❶ 歯科衛生過程とは

> 歯科衛生過程は対象者の問題を解決するためのプロセスであり，歯科衛生士が行う毎日の歯科衛生活動そのものです

　歯科衛生士は，対象者の健康状態や置かれている状況を理解して，その人にあった個別的な介入方法を考え，実践していくことが求められます．このように対象者を理解し，歯科衛生計画を立案し，それに基づいて実践，評価していく思考過程を「歯科衛生過程」といいます．歯科衛生過程は，よりよい問題解決を図るための意図的な活動です．歯科衛生過程には，6つの構成要素があります（**図1-1**）．

❶歯科衛生アセスメント：情報収集，情報処理（情報の整理・分類，情報の解釈・分析）
❷歯科衛生診断：問題の明確化（情報の統合*，歯科衛生診断文作成），優先順位の決定
❸歯科衛生計画立案：問題解決方法の決定（目標の設定および歯科衛生介入方法の決定）
❹歯科衛生介入：歯科衛生計画の実施
❺歯科衛生評価：歯科衛生アセスメントから歯科衛生介入までのプロセスと介入結果の評価
❻書面化（記録）：上記プロセスを書面化すること

*情報の統合は，①歯科衛生アセスメントに含まれることがあります（p.29参照）

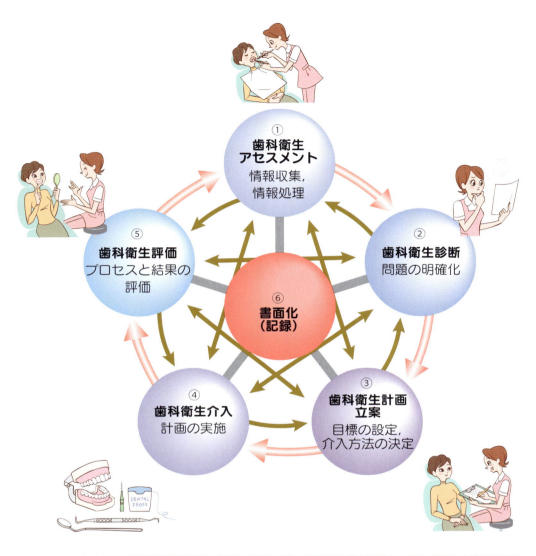

図1-1　歯科衛生過程の6つの構成要素

❷ 歯科衛生過程の思考プロセス

1―歯科衛生過程と科学的な思考との関係

歯科衛生過程は事実である情報から物事全体をとらえる科学的な思考である

　歯科衛生過程の思考は，科学的思考と物事のとらえ方が似ています．科学的思考とは，ある問題を解明するために，関係するさまざまな現象や物事との相互関係を知るために情報を収集し，集めた情報から自分の考えとしての仮説（その時点で考えられる仮の結論）を立てて，その仮説が本当に正しいかどうかを検証し，評価・修正していくことです．このように科学的思考は，自ら考え判断するという主体的活動です．この考え方は，歯科衛生過程に限らず，医療，教育，事業活動における管理の場においても，基本的な考え方になっています（PDCAサイクル，**図1-2**）．

クリティカルシンキングの視点をもつ

　クリティカルシンキングは「批判的思考」と訳されます．「批判」という言葉から，否定的に物事を考えることと勘違いする人がいますが，それは間違いです．批判的思考の「批」は良否を判定すること，「判」は見分けるという意味で使われていて，「批判的」とは，物事の良否を判定して見分けることです．すなわち，クリティカルシンキング（批判的思考）と

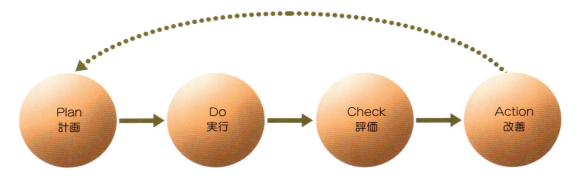

図1-2　医療，教育，事業活動における仕事の進め方

は，得られた情報や他人の意見，そして自分の考えまでも問い直して，そこから論理的・創造的に考えて，よりよい答えを見い出すことです．得られた情報や他人の意見，そして自分の考えまでも問い直すとは，根拠，知識，経験を総動員して，情報，意見や考えが本当にそれで正しいのか，理にかなっているのか，何か間違いがないのか徹底的に考えるとい

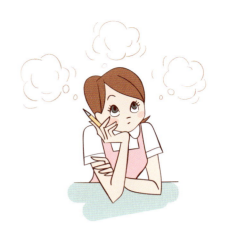

うことです．歯科衛生過程では，この考え方があらゆる場面で必要となりますので意識しておきましょう．クリティカルシンキングは，自分はどういう考え方をするのかを知り，自分の思考の方法を改善する糸口をみつけて，自分の思考能力を高める効果があるともいわれています．

2―歯科衛生の視点・観点をもとう

歯科衛生活動では，対象者を医学・歯科医学的にとらえるだけでは足りない

　歯科衛生活動は，歯科医学的な知識だけで行うことができません．対象者の口腔衛生状態や歯科疾患の状態を理解しただけでは，対象者へのケアを行うのに不十分だからです．対象者を身体だけではなく，心や社会とのつながり，環境との相互作用も考えて理解します．人は必ずなんらかの環境のなかで生活しており，その人を取り囲む環境とは，家族，友人，その人が通っている病院やその人に関わる医療職種，経済状況，地域社会，保険制度など，あらゆるものが含まれます．人はそれら環境から影響を受けたり，その人が環境へ影響を与えたりしながら生活しています．これを環境との相互作用といいます．

　そして，疾患部位だけではなく，包括的・全体的にとらえ，その人の生活の質の維持・向上や自己実現のために，歯科衛生士ができる支援を行います．しかし，医学・歯科医学の知識や技術は，歯科衛生士が活動をするうえでのベースとしてなくてはならないものです．この歯科衛生士のスキルは，歯科衛生士が歯科医療現場で活動するうえでなくてはならないものです．

科学的根拠（エビデンス）に基づいた歯科衛生活動を行う

科学的根拠（エビデンス）とは，実験や調査などの研究結果から導かれた「裏づけ」のことです．目の前の対象者のことを理解し，歯科衛生介入を行う際には，科学的根拠を確認しながら行う必要があります．本当に「正しい」情報なのか，本当に「効果がある」方法を提供しているのかという確認を常に怠らないようにしましょう．

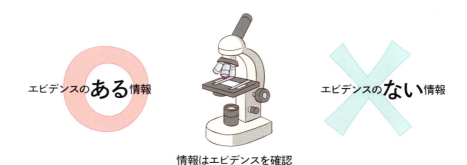

情報はエビデンスを確認

ポジティブシンキングの視点をもつ

ポジティブシンキングとは，物事を前向きにとらえて考えることです．歯科衛生士には問題点を見る目と「対象者の強み」を探す目の両方が必要です．対象者の強みとは，対象者ができること，意欲，望み，家族や友人のサポートなど，対象者の健康状態を維持・向上させる際に活用できる資源や対象者本人の能力のことです．資源とは，人が生活のなかで，また，何らかの活動をするときに利用できるもののことをいいます．ここでは，健康のための行動をよりよい行動に変え，それを続けていくために利用できるものや人のことをいいます．

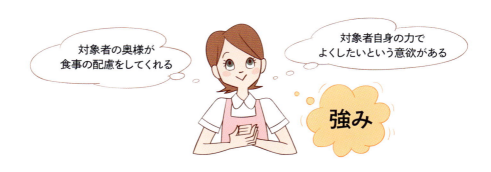

対象者を単に問題を抱える人としてとらえるだけではなく，肯定的にとらえ，対象者自身がもっている力を最大限に活用することで，より効果的で効率的な問題解決を行おうとするのがポジティブシンキングです．対象者のよい部分を探して，そこを伸ばすように支援することを考えます．

歯科衛生活動のための理論を知る

　歯科衛生ヒューマンニーズ概念モデルは，DarbyとWalshにより提唱された歯科衛生活動のための理論の一つで，人間のニード（＝内的欲求：人間を行動にかりたてる内的な動機のこと）に焦点を当てています．ニードに焦点を当てた基礎理論は，Maslowによるものが有名です．Maslowは，人間には身体的・心理的・社会的ニードがあり，それらは階層をなすとしました（図1-3）．歯科衛生ヒューマンニーズ概念モデルでは，歯科衛生に関するニーズ（以下，歯科衛生ニーズ）は8つあります（表1-1）．

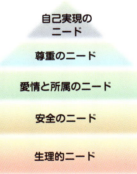

図1-3　マズローの欲求階層説

　マズローの欲求階層説におけるニードと歯科衛生ニーズの関係を考えてみましょう．たとえば，欲求階層説では，人間のニードの一番下層には，生理的ニードがあるとされています（図1-3）．この生理的ニードには，人間が生命を維持するために必要な「食べたい」「眠りたい」などがあります．歯科衛生ニーズでは，口腔内に疼痛や不快感があるため，眠れなかったり，食べられなかったりする場合，歯科衛生ニーズ（歯科衛生ニーズ「6 頭頸部の疼痛や不快感」）の欠落があるといえます．この場合，眠れなかったり，食べられなかったりするわけですから，生理的ニードが欠落しているともいえます．このように8つの歯科衛生ニーズは，どれもマズローの欲求階層説と関連づけることができます．

表 1-1 歯科衛生に関するニーズとニーズの意味

歯科衛生に関するニーズ	ニーズの意味とポイント
①身体の健康状態（健康上のリスクに対する防御）	身体（頭頸部を含む）を傷つけたり，感染させたりするリスクがなく，安全でいたいというニーズ．対象者の全身の健康状態や顎顔面領域を傷つけるような生活習慣があるかどうかをみる
②歯科衛生介入に対する不安やストレス（不安やストレスからの解放）	恐怖や不安を感じないで安心したいというニーズ．対象者が歯科衛生介入に対して，不安やストレスを抱えていないかどうかをみる
③顔や口腔に関する審美的満足度（顔や口腔に関する全体的なイメージ）	自分の顔，口，息などに満足したいというニーズ．対象者が自分の顔や口の見た目や口臭に対して満足しているかをみる
④硬組織の健康状態（生物学的に安定した歯，歯列）	健康な歯や歯列などの硬組織で，十分に機能させたいというニーズ．対象者の歯や歯列などの硬組織に疾患，疾患の徴候やその原因がないかをみる
⑤軟組織の健康状態（頭頸部の皮膚，粘膜の安定）	健康な皮膚や軟組織で，十分に機能させたいというニーズ．対象者の歯肉や皮膚などの軟組織に疾患，疾患の徴候やその原因がないかをみる
⑥頭頸部の疼痛や不快感（頭頸部の疼痛からの解放）	頭頸部の痛みや不快感がなく，穏やかでいたいというニーズ．対象者が頭頸部領域に痛みや不快を感じてないか，それらの関連因子がないかをみる
⑦口腔健康管理の知識（概念化と理解）	自分の口腔の健康を管理するための知識を得たい，理解したいというニーズ．口腔の健康管理のための知識が十分あるかをみる
⑧口腔健康のための行動（口腔の健康に関する責任）	自分の口腔の健康を回復，維持・増進するために自分で責任を持ち行動したいというニーズ．対象者が自分の口腔健康の回復や維持・増進のための行動が十分されているか，不十分な行動となるような関連因子がないかをみる．

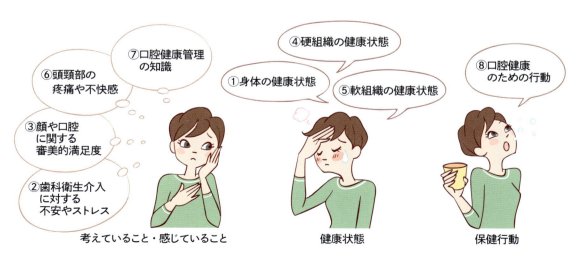

歯科衛生に関するニーズが充足しているか欠落しているかを知るために調べること

歯科衛生アセスメントでありがちな"困った"を解決!

困 ニーズとデマンドの違いがわからない

✌ デマンドは要望,ニーズは必要性のこと.デマンドとニーズの違いを理解し,対象者の「要望」,真の「必要性」を吟味することが求められる

デマンドは,対象者がこうしてほしいと望んでいることであり,ニーズはその対象者にとって必要なこと,満たされるべきことです.たとえば,対象者が好きなものを食べたいというのはデマンドですが,対象者に必要な栄養摂取のための食事をとれるようにするというのはニーズです.

❸ 歯科衛生過程のプロセスを学ぶ

それでは歯科衛生過程のプロセスについて順に説明していきます.

1―歯科衛生アセスメント

対象者の歯科衛生上の問題・原因,問題解決に有用な情報を見い出すために行う

歯科衛生アセスメントは,対象者と対象者の問題を理解するためのプロセスです.手順には,情報収集と情報処理があり,情報処理には情報の分類・整理と解釈・分析があります(**図 1-4**).情報収集では,対象者から気持ちやプライベートなことを聴くことになるため,対象者と歯科衛生士の信頼関係が重要であり,歯科衛生士のコミュニケーション力が問われます.情報処理では,クリティカルシンキング,ポジティブシンキングとともに,歯科衛生士としての観点・視点が必要になることを念頭に置きましょう.

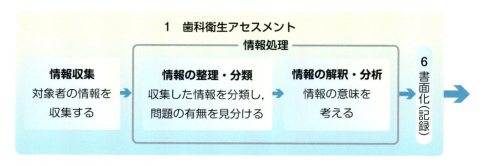

図1-4　歯科衛生アセスメントの手順

1. 情報収集

対象者の事実をありのままにとらえる

対象者を理解するには，真の状況を知る必要があります．対象者の行動や反応をそのまま観察して，事実をありのままにとらえることが重要な第一歩です．人をありのままにとらえることは実は容易ではなく，観察をしている歯科衛生士の価値観によって，気づかずに偏った見方をしているかもしれないことを意識しておきましょう．

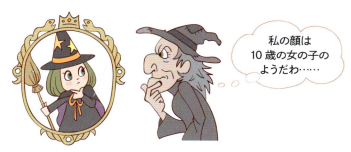

事実をありのままにとらえないと本当の姿がわからない

歯科衛生士が行う情報収集の範囲は非常に広い

歯科衛生士が行う情報収集は，対象者の生物学的・生理学的・発達学的側面のみならず，人口学的・社会経済的・文化的側面や心理的側面，認知的側面や保健行動，対象者を取り巻く人びと，環境など，広く行う必要があります（図1-5）．これは，対象者の価値観や考え，生活，環境との相互作用などを考慮して対象者を包括的にとらえないと，歯科衛生介入がうまくいかないからです．対象者を包括的にとらえるために，歯科衛生に関する理論があるのです．

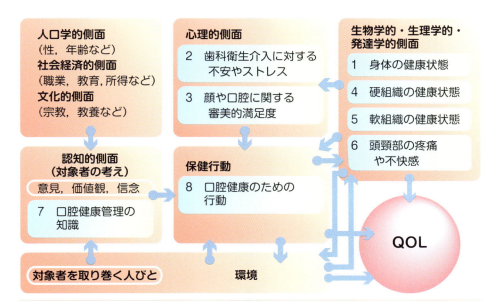

図1-5 歯科衛生アセスメントにおける情報収集の内容と歯科衛生ニーズとの関係
対象によって情報の内容や関係を示す矢印の向きや数は異なる.

歯科衛生アセスメントでありがちな"困(こま)った"を解決！

困 情報収集に時間がかかりすぎと言われた

まずは記録から情報を収集して，対象者にできるだけ負担がかからないようにスムーズに収集しよう！

すでに収集されている情報は，診療録などの記録に書かれています．専門職が記載した記録を見ればわかることを重複して聞かないように，必要な情報を絞って患者さんから直接収集するようにします．一度に完璧に収集できなくてもいいのです．不足している情報がみえてきたら，追加していきましょう．

対象を理解するための情報収集の方法は3つ

情報収集の方法は，①対象者から直接収集する方法，②記録から収集する方法，③多職種との連携のなかで収集する方法の3つがあります．

1) 対象者から直接収集する方法

対象者と対面して話を聴いたり，質問したり，検査や観察から情報収集する方法です．医療面接や口腔内の検査などがこれにあたります．対象者と対面して気持ちや感情を汲み取ることで，その人の考え方や感じ方を知る

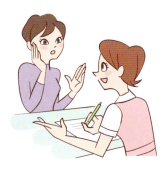

ことができます．また，検査や測定によって，対象者の健康状態を客観的な数値としてとらえることができます．この方法では，対象者の訴えに耳を傾ける傾聴の姿勢，コミュニケーションスキル，歯科衛生活動における実践能力が求められます．

2）記録から収集する方法

健康調査票や診療録などの記録から情報収集する方法です．対象者の現在の状態を表す所見や症状，診断名，治療方針，治療計画や治療の経過や検査データなど，ほかの専門職種が情報収集した内容も見ることができます．多職種による記載を理解するためには，医学・歯学をはじめとしたさまざまな専門知識が求められます．検査データなど情報量が多い場合は，まず現在の検査データの全体を確認し，そのなかの重要なデータは時系列で確認するようにしましょう．

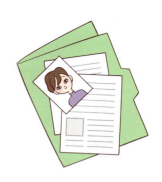

歯科衛生アセスメントでありがちな"った（こまった）"を解決！

困 歯科衛生理論の意味がわからない

✌ **歯科衛生理論とは，歯科衛生活動に関わることについて，科学的な根拠をもとに説明した体系的知識のこと**

歯科衛生士が対象者になぜそのような関わりをするのかの根拠となるものが歯科衛生理論です．たとえば，歯科衛生ヒューマンニーズ概念モデルでは，人には歯科衛生ニーズが8つあり，これらの歯科衛生ニーズが欠落していると歯科衛生分野の問題があるとしています．この根拠をもとに問題をみつけ，計画を立てたうえで歯科衛生介入を行います．

3）多職種との連携のなかで収集する方法

多職種連携の時代です．さまざまな職種の人びとから，カンファレンスや会合などの場を通じて情報収集することが重要です．病院における栄養サポートチームや呼吸サポートチームなどにお

歯科衛生士	歯科医師	歯科技工士
看護師	医師	保健師
言語聴覚士	対象者	理学療法士
介護福祉士	家族	作業療法士
管理栄養士	ケアマネジャー	社会福祉士

ける意見交換は，そのよい例でしょう．ほかの専門職の考えや意見を知ることで，幅広い視点のアセスメントにつなげることができます．

歯科衛生アセスメントでありがちな"困った"を解決！

困 情報が判断や推測になっていると言われた

記載された情報が事実でないと，その後の解釈や分析が誤ったものになってしまいます．情報を書く欄には事実を記載しよう！

たとえば「プラークコントロール良好」などは，判断や推測であり，事実ではありません．事実はプラーク付着状態や症状の有無などです．事実と解釈・分析を区別しましょう．

情報の種類は2つ．できるだけ両方の情報を揃えるようにする

歯科衛生過程において，主観的情報（Sデータ）と客観的情報（Oデータ）の2つの種類の情報を収集します．

主観的情報は，対象者や対象者の家族などの言葉のことです．この主観的情報は，対象者の物事に対する感じ方，受け止め方，考え方，価値観などを教えてくれる貴重な情報です．客観的情報は，歯科衛生士が直接見たり，聞いたり，嗅いだり，触ったりした手がかりのすべてを指します．検査データやほかの医療職によって観察，測定されて記録されたものも含めます．

例：対象者が「血圧が高いんです」と言う ⇒ 主観的情報
　　歯科衛生士が測定する血圧の値　　　　⇒ 客観的情報

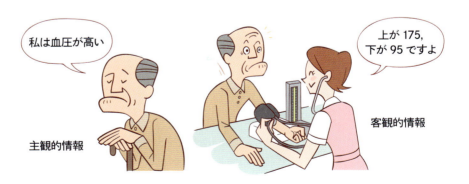

主観的情報がなければ，歯科衛生介入は，目の前にいる対象者だけのもの（個別化）にならず，対象者の思いや考えが見落とされてしまいます．

逆に，客観的情報がなければ，重要な徴候を見逃してしまいます．対象者の健康状態を知り，対象者の問題を明らかにするためには，主観的情報と客観的情報の両方が必要です．

 歯科衛生アセスメントでありがちな"困った"を解決！

🟧 **情報不足といわれた．何が不足？ 不足しないようにするには？**

✌ **主観的情報（Sデータ）に関連する客観的情報（Oデータ）を収集するように，観察したことを手掛かりに必要な情報をさらに収集することが必要！**

観察したことを手掛かりにさらに詳しく情報を得たり，そこから情報収集の範囲を広げていきます．たとえば「口が渇く」というSデータが得られたとします．対象者の口腔乾燥状態を評価するには，安静時唾液分泌量や刺激唾液分泌量，口腔内の所見などが必要です．それらがなければ情報不足と指摘されます．得られた情報を活かして，対象者の状態を評価するために，ほかにはどんな情報が必要か考えてみましょう．

2. 情報処理①（情報の整理・分類）

歯科衛生ヒューマンニーズ概念モデルを使って「情報」を整理・分類する

8つの歯科衛生ニーズについて，問題や問題となりそうなことがないかみていけばいいのです．もし，問題や問題となりそうなことがあれば，その歯科衛生ニーズに欠落があることになります．欠落のある歯科衛生ニーズを満たすことができるように，歯科衛生士が支援します．

問題や問題となりそうなことがあるか調べるために，収集した情報を8つの歯科衛生ニーズに整理して分類します．それを確認して，もし症状・徴候などがあるとニーズの欠落があり，症状・徴候などがなくても原因・関連因子があると，将来，ニーズの欠落が起こるリスクがあります（図1-6）．

> **例** 「①身体の健康状態」へ情報を整理・分類
>
> 症状・徴候等：収縮期血圧 175 mmHg，拡張期血圧 95 mmHg
> 原因・関連因子：対象者の言葉「医者から薬をもらったが，しばらく飲んでないよ」
> 歯科衛生ニーズ①「身体の健康状態」に問題あり！

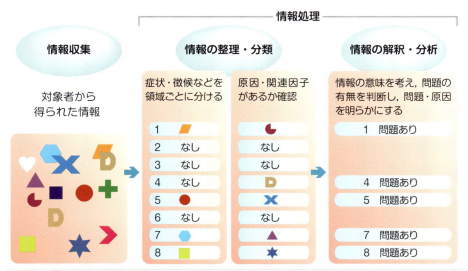

図 1-6　情報の収集⇒情報処理①（整理・分類）⇒ 情報処理②（解釈・分析）

　対象者にはありとあらゆる情報があります．たとえば，対象者の健康状態，生活習慣，心理状態，趣味，ファッション，価値観，信仰，家族や生活背景など，数えきれないほどたくさんの情報があります．歯科衛生アセスメントでは，対象者の歯科衛生上の問題を明確にし，原因を探究するために，これらの情報から必要な情報をピックアップします．

> **歯科衛生アセスメントでありがちな"困った"を解決！**
>
> **困 情報をどこに分類すればいいかわからない？？**
>
> **歯科衛生ニーズの8つの枠組みを理解できていないかも．枠組みの意味を再確認しておこう！**
>
> 歯科衛生ニーズによるアセスメントの視点を理解すると，分類に迷わなくなります．8つの歯科衛生ニーズをしっかり覚えましょう！　わかりにくいニーズ名は「何についての情報収集をするのか？」という視点で置き換えて考えましょう！

3. 情報処理②（情報の解釈・分析）

歯科衛生介入を行う意味を引き出す

　情報の解釈・分析は，歯科衛生介入を行う意味を引き出すことです．すなわち，歯科衛生士が対象者に関わって「解決する問題は何か」「その問題はなぜ起こっているか」を考えるプロセスなのです．

歯科衛生アセスメントでありがちな"困った"を解決！

困 解釈・分析の段階で情報の不足に気づいたら？

✌ **追加で収集しよう．しかし，対象者の情報には終わりがないので，暫定的でもよいのである程度のところでまとめよう**

解釈・分析の段階で情報の不足に気づいた場合は，対象者に直接確かめたり，記録を確認したりするなどして，必要な情報をできるだけ正確に集めることが大切です．しかし，対象者との関係が深まるにつれ，より詳しい情報が加わるので，アセスメントのプロセスには終わりがありません．ある程度のところでまとめるようにしましょう．

 歯科衛生アセスメントでありがちな"困った"を解決！

困 とりあえず分類を終えたけど，分析ってどうするの？

✌ **まずは異常であるか，正常であるか，放っておくと異常になる可能性があるのかを判断しよう！**

8つの歯科衛生ニーズの内容をしっかり理解できていないと「何」を分析してよいかわからず，的外れな分析をしてしまうことになります．p.18でしっかり確認しておきましょう．そして，それぞれの分類ごとに，「正常」か「異常」か，放っておくと「異常」になる可能性があるのかを判断します．この分析をするためには，収集した情報と比較する基準が必要になります．たとえば，対象者の血圧値と血圧の正常値を比較することによって，情報の意味がわかります．できるだけ科学的根拠（エビデンス）があるものと比較するようにしましょう．

理論と歯科医学的知識の両方を使って「情報の意味」を考える

　情報の解釈・分析では，対象者から収集した情報の意味を対象者の立場から理解し，その意味を解き明かし（解釈），得られた情報を基に，対象者に何が起きているのか，その原因が何か，因果関係を考えます（分析）．そして，そのプロセスのなかでも，本当か間違っているのか，よいのか悪いのかなどの考えを定め，対象者本人の考えを決めていきます（判断）．場合によっては，得られた情報から今後起こりうることを予測する（推測）必要もあるでしょう．こうして解釈・分析したり，判断・推測したりすることで，対象者の歯科衛生上の問題を探り当て，その原因・関連因子をみつけ出すのが「情報の意味」を考えることです．

　このとき，う蝕や歯周病のメカニズムや保健行動がどう影響するかなど，病因論をはじめさまざまな歯科医学の専門知識を駆使します．しかし，歯科衛生上の問題を見い出すには，歯科医学的な知識だけでは不十分

です．歯科衛生に関する理論を理解し，対象者についての病気や生活背景，その人の思いや考えなどを知り，強みをみつけることも，歯科衛生士が対象者に関わるときにとても大事なことです．

例：歯科衛生ニーズ① 「身体の健康状態」における情報の分類・整理から解釈・分析へ

情報
- 血圧の測定値：収縮期血圧 175mmHg，拡張期血圧 95mmHg
- 対象者は「医者から薬をもらったが，しばらく飲んでないよ」と言った
- 対象者の妻は「夫にこれからは医師の受診と服薬を守らせる」と言った

分類 整理
歯科衛生ニーズ①：身体の健康状態
症状・徴候など：収縮期血圧 175mmHg，拡張期血圧 95mmHg
関連因子：対象者「医者から薬をもらったが，しばらく飲んでないよ．高血圧だけど特に具合は悪くないし，薬飲まなくても平気なんだよ」

解釈 分析
血圧値が高く，受診しているものの，疾患の理解が不足しており，服薬コンプライアンス（薬を指示どおり服用すること）が悪く，コントロールされていない．このため歯科衛生介入時に血圧が上昇し，めまいや吐き気，頭痛などの体調が急変するリスクが高い．

| 情報の意味 | 歯科衛生ニーズ①では対象者の「身体の健康状態」を考える 血圧値が高いと判断するには，血圧の正常範囲の知識が必要！ |

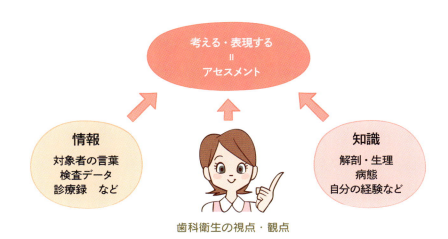

歯科衛生の視点・観点

考える・表現する ＝ アセスメント

情報：対象者の言葉／検査データ／診療録 など

知識：解剖・生理／病態／自分の経験など

歯科衛生アセスメントでありがちな"困った"を解決！

困「アセスメントが抜けている」と指摘されたけど，どういうこと？？

✌「介入が必要であると判断するための根拠の記載」がないと，そのように言われる

情報と介入が必要であるということは書いてあり，なぜ介入が必要であると考えたかの根拠の記載がない場合の指摘です．よくあるパターンは「PCR30％」という情報で「ブラッシング指導するべきである」と記載されている場合です．「情報」と「介入すべきである」としかなく，「なぜ介入すべきか」を記載していません．そもそもある時点での「PCR30％」の情報だけでは，「ブラッシング指導」をしなくてはいけないとは限りません．介入が必要と判断する情報の意味を引き出していないために起こることです．

2 ― 歯科衛生診断（歯科衛生上の問題）

> 問題解決のために歯科衛生士が対象者を全人的・包括的にとらえた臨床判断

歯科衛生診断で診断するのは，対象者が抱える「歯科衛生上の問題」です．歯科衛生診断は，歯科医師が行う診断とは全く別のものです．歯科医師は患者の健康状態，病気の種類などを判断し，病名をつけます．歯科衛生士が行う歯科衛生診断とは，歯科衛生士として取り扱う問題とその原因を表現したものです．これにより歯科衛生上の問題とその原因を明示します．歯科衛生診断には，情報の統合，歯科衛生診断文作成，プロブレムリスト作成の手順があります（図1-7）．

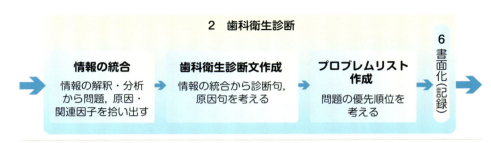

図1-7 歯科衛生診断の手順

1. 情報の統合

> 対象者の問題を明確にし，それらの関連因子をできるだけ具体的に明示する

　情報の統合では，歯科衛生上の問題とその原因・関連因子，情報収集の際に得られた対象者の強みを明確にします．たとえば，情報の解釈・分析で「血圧の値が高いが，疾患への理解不足で医師から処方された薬を飲んでいないため，血圧のコントロールがされておらず，歯科衛生介入時に体調が急変するリスクが高い」ことから，情報の統合で，問題は「歯科衛生介入時に，体調が急変するリスクが高い」と考えられ，原因・関連因子は「処方された薬を飲んでいないため，血圧がコントロールされていない」と考えられます．8つの歯科衛生ニーズにおける個々の問題とその原因・関連因子の拾い出しが終わったら，各歯科衛生ニーズ間の関係性をみて全体像を考えます．統合とは，一つひとつの情報を解釈・分析したことを関連づけて，2つ以上のものを1つの全体像としてとらえることをいいます．この作業は「アセスメント」のなかに含まれることもありますが，アセスメントでの作業量がとても多いことと，情報の統合での作業は，すぐに問題の明確化へとつながるため，ここでは歯科衛生診断のプロセスに入れています．

例：歯科衛生ニーズ①「身体の健康状態」における情報の解釈・分析から統合へ

解釈分析　血圧値が高く，受診しているものの（問題を示す根拠），疾患の理解不足により，服薬コンプライアンスが悪く，コントロールされていない（原因・関連因子と考えられること）．このため歯科衛生介入時に血圧が上昇し，めまいや吐き気，頭痛などの体調が急変するリスクが高い（問題と考えられること）．
＜強み＞妻のサポートがある　＜情報の不足＞なし
＜関連性＞歯科衛生ニーズ⑦と関連がある

歯科衛生診断でありがちな"困った"を解決！

🈁 関連因子がたくさんあっても大丈夫？

✌ 関連因子が複数になることは多々あります．診断句は1つですが，原因句は箇条書きに並べて書いてかまいません

たとえば，次のように関連因子を多数挙げることで，具体的な歯科衛生介入が可能になります．
＜診断句＞歯肉炎症反応亢進状態
＜原因句＞口腔清掃に対する意欲が低い，歯周病についての理解不足，プラークコントロールについての知識不足（歯ブラシの当て方，持ち方，選択の仕方）

2. 歯科衛生診断文の作成

診断句と原因句を表記する

歯科衛生診断文は，対象者の問題を示す「診断句」と原因・関連因子を示す「原因句」で構成されています．この2つを主要句といいます．この2つだけで表記する場合と，この主要句に加えて，問題（診断句）の根拠となる症状・徴候を示す場合もあります．

ここでは歯科衛生診断文を＜診断句＞＜原因句＞と表記していますが「＜原因句＞に関連した＜診断句＞」と表記する場合もあります．

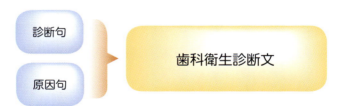

> **例：＜診断句＞と＜原因句＞**
>
> ＜診断句＞体調急変リスク状態
> ＜原因句＞高血圧症の理解不足，服薬ノンコンプライアンス，高血圧がコントロールされていない

歯科衛生診断でありがちな"困った"を解決！

困 原因・関連因子があいまいだと指摘された．どうしたらいい？？

✌ 個別的な歯科衛生介入のため，また，具体的な解決方法を考えるためには，原因・関連因子をできるだけ具体的に表現する必要がある

診断句が同じでも，原因・関連因子によって歯科衛生介入は異なります．たとえば，同じ，歯肉の炎症が悪化している状態でも，脳血管障害による右片麻痺のため歯ブラシをうまく動かせない人と，歯ブラシを上手に動かせても歯をきれいにしようという気が全くない人では，指導の内容などが異なります．歯科衛生診断における対象者の個別性は，原因・関連因子で表現できます．個別的な歯科衛生介入を行うために，できるだけ具体的に関連因子を示すようにしましょう．

歯科衛生診断の種類は3つある

歯科衛生診断には，①問題焦点型（実在型）歯科衛生診断，②リスク型歯科衛生診断，③ヘルスプロモーション型歯科衛生診断があります．

① 問題焦点型（実在型）歯科衛生診断：実際に問題がある状態．問題があることを示す症状・徴候が実際に存在しています．

② リスク型歯科衛生診断：問題がある状態が起こるおそれがある状態．「〜リスク状態」などと表現されます．問題があることを示す症状・徴候は存在しません．

③ ヘルスプロモーション型歯科衛生診断：より健康になりたいという望みや動機づけがある状態．「〜促進準備状態」などと表現されます．なお，以前はウェルネス型と表記されていたものが変更されました．

問題焦点型（実在型）
歯科衛生診断
（問題があって，問題の根拠となる症状・徴候あり）

リスク型
歯科衛生診断
（問題の根拠となる症状・徴候はないが，危険因子あり）

ヘルスプロモーション型
歯科衛生診断
（問題の根拠となる症状・徴候も危険因子もなくより健康になりたいという意欲がある）

歯科衛生診断でありがちな"困った"を解決!

困 診断句をどうやって表現したらいい？？

✌ 歯科衛生上の問題を示す用語を知ることと，表現するための原則を知ることで表現できる

「診断句」は，原則「何（診断概念）」が「どうなって（判断）」「どんな問題の型」かを示すようにします．場合によっては，部位や時間なども示します．表現の仕方に決まりはありませんので自由でよいのですが，できるだけ簡潔に示すようにします．病名や問題があることを示している根拠でしかない症状・徴候を使用しないように気をつけます．

例１：
歯肉の炎症反応　　が　亢進　している（または状態）or 歯肉炎症反応亢進状態
　診断概念　　　　　　判断　現在ある問題（問題焦点型（実在型））
（何を診断するか）

例２：
歯肉の炎症反応　が　起こる　リスクがある（またはリスク状態）or 歯肉炎症反応
　診断概念　　　　　判断　　これから起こるリスクがある問　　リスク状態
　　　　　　　　　　　　　　題（リスク型）

診断句に症状・徴候を使用しないことが原則ですが，症状が直接患者のQOLを低下させるような場合，例えば痛みなどは，診断句として用いることがあります．

例３：
右側臼歯部頰側歯肉　に　急性　の　疼痛　が　ある　　　or 右側臼歯部頰側
　　部位　　　　　　　時間　　診断概念　現在ある問題　　歯肉急性疼痛

 歯科衛生診断でありがちな"困った"を解決!

困 健康な人の問題を挙げるのが難しい

✌ ヘルスプロモーション型歯科衛生診断をしよう．症状・徴候がないと問題として考えにくいかもしれない．実在する問題がなくても，その人にとって可能な限りの健康状態を実現することを目指して関わるように，表現してみよう

ヘルスプロモーション型の診断句は「～促進状態」がついているものなど，その人の健康増進に焦点を当てたものを作成しましょう．

3．優先順位づけ（プロブレムリスト作成）

対象者の問題が1つであることは少なく，通常は複数の問題があります．すべての問題と原因の相互の関連を考えます．また，複数の問題（＝診断句）の緊急度，重要度，根源性，対象者の主観的苦痛度，問題の型を基準にして優先順位を決め，プロブレムリストを作成します．緊急度や重

要度については，マズローの欲求階層説（p.17）を使って，最下層の生命を脅かす生理的ニード，次は対象者の安楽・安寧を脅かす安全のニードの順に考えるとよいでしょう．また，潜在の問題よりも顕在の問題を優先します．根源性とは，ある問題を解決するとほかの問題を解決する性質があるものです．原則として，問題焦点型（実在型）の問題で，緊急度が高く，重要度が高く，根源性があるものが最優先になります．

例：プロブレムリスト

順位	領域	歯科衛生診断
＃1	⑥	〈診断句〉右側臼歯部頰側歯肉急性疼痛
		〈原因句〉歯周病の病識がない，歯科保健指導を受けたことがない，プラークコントロール不足，定期的歯科受診がない
＃2	②	〈診断句〉歯科治療に対する不安
		〈原因句〉過去の不安な経験（術者の説明不足），歯周治療に関する知識不足

歯科衛生診断でありがちな"困った"を解決！

困 歯科衛生診断は個人を対象にしたものだけじゃないの？

✌ 個人を対象としたものとは限らない．歯科衛生活動の対象は個人だけではなく，家族，学校，地域など集団を対象とすることがある．たとえば，人びとや生活の場である地域を対象として，その歯科衛生に関係したニーズを明らかにする場合は，地域歯科衛生診断として考えることができる

この本では，主に個人を対象とした歯科衛生過程について説明していますが，歯科衛生士として地域の健康課題を明らかにし，介入を行う場合にも，歯科衛生過程を用いることができます．歯科衛生過程はあらゆる歯科衛生活動に適用できるツールなのです．

3—歯科衛生計画立案

対象者の問題解決のために，個別の目標，介入の方法や順序を考える

歯科衛生計画では，対象者の問題解決を行っていくための具体的な方法を考えます．歯科衛生計画には，長期目標の設定，短期目標の設定，計画の立案の3つの手順があります（**図1-8**）．

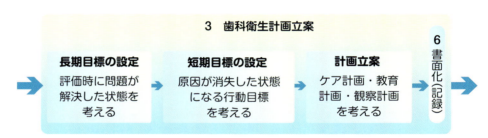

図 1-8　歯科衛生計画立案の手順

1. 目標の設定

対象者の問題に対して歯科衛生介入を行った結果，起こるだろうと期待される対象者の状態を示します．目標は「期待される結果（アウトカム）」と表現する場合もあります．

長期目標と短期目標を設定します．目標が達成できたかどうかを評価できるように設定しましょう．

> **歯科衛生計画立案でありがちな"困った"を解決！**
>
> 困 目標（期待される結果）が対象者の目標になっていないと言われた
>
> **対象者を主語にして目標を作成しよう！**
>
> 歯科衛生過程における目標は，ある歯科衛生診断を解決するために歯科衛生介入を行った結果，「対象者がこういう状態であったらいいな！　対象者にこういう行動や反応がみられたらいいな！」ということを言葉にしたものです．主語は対象者や対象者に関することになるように表現します．

1）長期目標の設定

> **1カ月～数カ月くらいで達成できる目標で，問題が解決した状態を表記する**

長期目標は，その歯科衛生診断を示すもので，1カ月～数カ月くらいの期間を設定し，対象者を主体とした目標にし，評価日を設定します．歯科衛生診断のタイプと目標達成時の状態を考えて，設定するようにしましょう（図 1-9）．

> **例：長期目標の設定**
>
> 〈診断句〉 ○○に対する認識不足
> 〈長期目標〉 ▼月△日までに○○の重要性を説明できる．

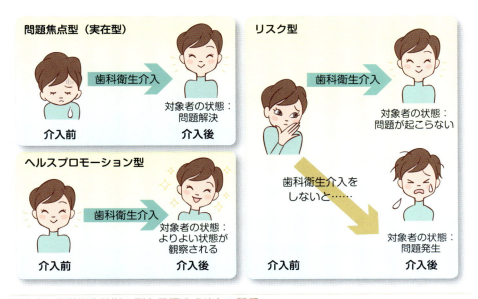

図1-9 歯科衛生診断の型と目標達成時との関係

> **歯科衛生計画立案でありがちな"困った"を解決！**
>
> 困 長期目標と短期目標の違いがわからない？？
>
> ✌ 長期目標はその歯科衛生診断の解決を示すもので，1～数カ月の期間で達成するもの．短期目標は原因・関連因子に焦点を当て，1日～数週間の期間で達成できるもの
>
> 短期目標は，最低でも原因・関連因子の数だけ挙げるようにし，さらに段階的に細かく具体的に挙げるようにします．一つひとつの短期目標の到達を前提に歯科衛生介入を行うことによって，結果として長期目標に到達することになります．

2）短期目標の設定

> 1日～数週間くらいで達成できる目標で関連因子が軽減／消失した状態を表記する

　短期目標をすべてクリアすると，長期目標が達成できるように設定します．

長期目標と同様，対象者を主体とした行動目標もしくは評価基準を明示した目標にして，評価日を設定します．

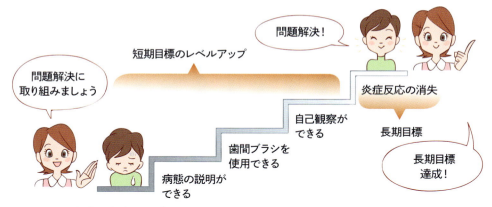

短期目標を一つずつクリアすると長期目標が達成し，問題が解決する

例：短期目標の設定

〈原因句〉・◆◆に関する知識が不十分
　　　　　・□□に関する知識が不十分
　短期目標1：△月△日までに○さんは◆◆を説明できる
　短期目標2：△月△日までに○さんは□□を説明できる

歯科衛生計画立案でありがちな"困った"を解決！

困 目標（期待される結果）が具体的ではないと言われた

「いつまでに」「誰が」「何を」「どのように」「どこまで」を考えて記載しよう

目標は歯科衛生評価の基準となります．そのため，目標が具体的でないと，評価ができなくなってしまいます．期限を設定し，測定可能・観察可能である目標を設定し，しかも対象者が行動することを表現するとよいでしょう．

2. 計画の立案

　問題解決（＝目標を達成する）ための計画を考えます．優先順位の高い歯科衛生診断から計画を立てます．

専門的ケア・教育・観察という3種類の具体策

計画には3つの種類があり，どんな方法で介入すればよいかを具体的に考えます．具体的に記載するコツは，4W1H（When/いつ，Who/誰が，What/何を，Where/どこで，How/どのように）を意識して書くことです．

①ケア（C-P）計画：歯科衛生士が直接，対象者をケアすること
　　例：スケーリングやフッ化物歯面塗布などの専門的ケア
②教育（E-P）計画：歯科衛生士が対象者のセルフケア支援のために行うこと
　　例：ブラッシングの仕方やフッ化物配合歯磨剤の使い方などの指導
③観察（O-P）計画：歯科衛生介入によって対象者の変化や反応を観察すること
　　例：BOP率やPCR，対象者の言動などの変化

歯科衛生計画立案でありがちな"困った"を解決!

計画が目標と一致していないと言われた

✌ **目標は歯科衛生介入を行った結果「患者さんがこんな状態になったらいいな！」ということを示したものなので，介入方法と関連がないとおかしい**

目標を設定したら，それを達成するための歯科衛生介入を選択します．このときには，短期目標ごとに歯科衛生介入を選択するとよいでしょう．短期目標は対象者個別の原因・関連因子から導き出されるため，対象者に合った個別性のある歯科衛生計画を立案することができます．

歯科衛生計画立案でありがちな"困った"を解決!

ケア計画ではないと言われた．どういうこと？？

✌ **ケア計画のなかに情報収集の内容を入れてしまうことがよくある．たとえば「対象者から〇〇について聴く」など．歯科保健指導のための情報収集は教育計画に，歯科衛生介入による変化を確認するための情報収集は観察計画に入れよう**

目標は歯科衛生評価の基準となります．対象者の心の問題をケアする場合には，カウンセリングを行うためにケア計画を立てます．カウンセリングとは，対象者が抱える問題や悩みに対して，心理学などの専門的な知識や技術を用いて行われる相談援助のことです．カウンセリングスキルを学んだ人には，このアプローチを行うことができます．しかし，心のケアが必要ない人の話を聞く場合や担当歯科衛生士がカウンセリングスキルを使えない場合にはカウンセリングを行わないので，ケア計画を立てることはありません．

歯科衛生計画立案でありがちな"困った"を解決！

困 **ケア計画がなくてもいいの？**

✌ 対象者の問題，その目標によっては，教育計画と観察計画のみ，または観察計画のみの場合がある．その場合には，ケア計画を立てる必要はない

たとえば，歯周治療も予防処置の必要もなく，ブラッシングも上手にできている対象者で，これまで親の監視下で食生活もよかったが，一人暮らしを始めて間食や食事のバランスが乱れた場合などは，食生活の指導は必要ですが，歯石除去などのケアは必要ありません．この場合は，教育計画に食生活指導を計画し，観察計画には食生活の変化を観察するように計画し，ケア計画は「なし」とします．

4—歯科衛生介入

計画に基づき対象者の病状回復，病態の改善，健康の維持・増進を目的に行う

歯科衛生介入では，対象者の問題解決を実際に行います．先に立案した歯科衛生計画に基づいて，歯科衛生士のスキルを用いて歯科衛生上の問題を解決します（図1-10）．

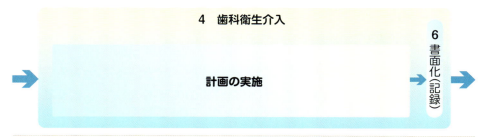

図1-10 歯科衛生介入の手順

歯科衛生介入における記録（経過記録）は，SOAP形式で作成する

SOAPとは，POS（問題志向型システム）理論における経過記録の記載方法です．歯科衛生士だけではなく，さまざまな職種で使われています．Sは主観的情報，Oは客観的情報，Aは判断で，SとOから歯科衛生

士が科学的根拠に基づいて考えて判断したこと，Pは方針・計画を記載します．経過記録は，介入を行ったその日に対象者が帰ってから記載するため，Pには行ったこと（＝計画したこと）を記載します．

例：経過記録の例

▼年▲月△日	＃1　歯科衛生診断
	S 「＃1の歯科衛生診断」に関する主観的情報
	O 「＃1の歯科衛生診断」に関する客観的情報
	A 「＃1の歯科衛生診断」に関するSとOから判断したこと
	P 「＃1の歯科衛生診断」に関して当日行ったこと（＝計画したこと）と対象者の反応

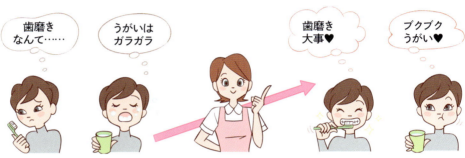

歯科衛生介入による保健行動の変容

歯科衛生介入でありがちな"困った"を解決！

困 Sでは対象者の訴えは必ずそのまま書くの？　SかOかで迷うときは？

原則はそのまま書くが，要約してもかまわない

原則はそのまま書くのですが，同じことを繰り返して話す対象者もいます．対象者の訴えの内容がわかるのであれば，要約した記録でもかまいません．記録するうえで大事なことは，対象者の状態や歯科衛生介入の内容がみえることです．ただし，情報は数が多ければよいというものではありません．量より質です．的確なアセスメントへとつながる情報であれば少なくてもよいのです．

歯科衛生介入でありがちな"困った"を解決！

困 SOAP形式で書いているうちに，いろんな問題の記録になってしまう…

経時的な記録になってしまっているかも．問題ごとに記載しよう

経時記録は，時間に焦点を当てて観察された対象者の状況をSOAPに分けて記載してしまうことです．こうするとSやOに複数の問題に関する情報が混在し，AやPが書けなくなってしまうからです．経時記録と問題ごとにSOAPで書く記録の違いを理解して，問題ごとにSOAPを書く訓練をしましょう．

5─歯科衛生評価

> 対象者の健康状態と今後の歯科衛生過程をさらに改善することを目的に行う

　歯科衛生評価は，歯科衛生過程の最後のプロセスで，これまでのプロセスの振り返りをします．しかし，これですべて終了ということではありません．評価の結果によっては，再び歯科衛生アセスメントから歯科衛生評価までのサイクルを循環していくことがあります．歯科衛生評価の手順は3つあります（図1-11）．

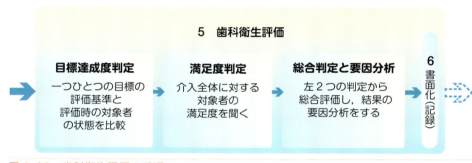

図1-11　歯科衛生評価の手順

　①目標達成度判定：歯科衛生計画で設定した目標レベルにどの程度達しているかを判定すること．
　②対象者満足度判定：全般を通じて，対象者が歯科衛生士の関わりに対してどの程度満足しているかを判定すること．
　③総合判定：目標達成度と満足度の双方の評価から，歯科衛生介入を総合的に判定すること．

> 2つの時点でアウトカム評価を行って総合判定する

　歯科衛生介入の成果・効果・結果をアウトカムとよびます．アウトカムは「2つの時点における状態の変化」を示します．計画時と評価時の変化を判定し，次の1と2を判定します．

1. 目標達成度の判定

　計画時に設定した短期目標・長期目標と対象者の状態を比較して，目標が達成されたかを歯科衛生士が判定します．

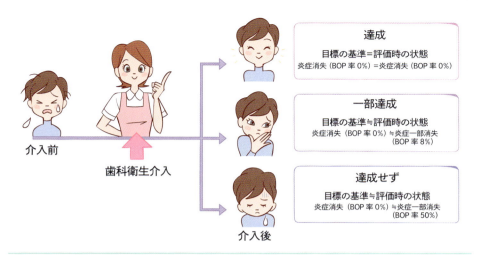

2. 対象者満足度の判定

　歯科衛生士が客観的に判定した目標達成度とともに，対象者が今回の介入に満足したかを主観的評価で判定します．対象者満足度が高ければ，歯科衛生士の関わりが適切だったと評価されます．

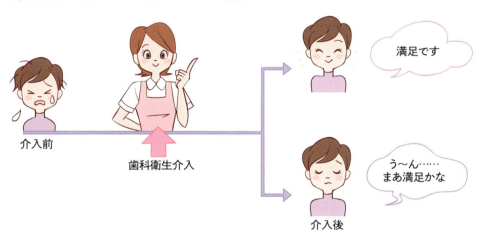

3. 総合判定と要因分析

　目標の達成の度合と対象者満足の度合から，計画が正しかったのか，介入が有効だったのか，歯科衛生士の関わりは適切だったのかを判定し，課題がないかどうかを検討します．たとえば，目標達成度がすべて「達成」で対象者満足度が「満足」の場合は，対象者のために立案した計画が，その人の問題解決に適しており，歯科衛生士の関わりが適切であったと評価できます．このように高い評価を得たとしても，歯科衛生過程の全プロセス中で，何か課題や改善する点がないか，なぜ高い評価を得ることができたかをよく考えます（要因分析）．もし何か一つでもみつけることができ

れば，次に活かすことができます．また，目標達成度がすべて「達成」して問題が解決しても，対象者満足度が「不満足」の場合は，計画は適していたけれども「担当歯科衛生士の関わりがよくなかった」といえます．この場合，その対象者は，担当した歯科衛生士のところには来てくれなくなるかもしれません．なぜ対象者のほうが自分の関わりに満足してくれなかったかの要因を分析し，対象者が満足してくれるにはどう関わればよかったかをよく考えます．<u>逆に目標達成度が「達成せず」で問題が未解決でも，対象者満足度が「満足」の場合は，計画は不適切だったけれども，その対象者にとっては「担当歯科衛生士の関わりがよかった」と考えられます．この場合は，問題解決のために計画を見直し，新たに歯科衛生過程のプロセスを始めます．</u>こうした繰り返しが，歯科衛生介入の質や歯科衛生士の質の向上につながります．

　目標がすべて達成していたら終了します．しかし，目標達成度が低かったり，新たな問題がみつかったりした場合は，次の新しいサイクルの歯科衛生過程へ進みます．

  目標達成　　新たな問題なし 終了

  目標達成　　新たな問題発生 次の歯科衛生過程のサイクルへ

  目標一部達成　　または達成せず 次の歯科衛生過程のサイクルへ

 歯科衛生評価でありがちな"困（こま）った"を解決！

困 総合判定と要因分析は感想でもいいの？

自分が行ったことに対して客観的に分析をして，振り返りをしよう．単なる感想にならないように注意して！

総合判定と要因分析では，歯科衛生診断の立て方や設定した目標，計画した介入方法が適切であったかを記載します．総合判定と要因分析によって全体を振り返って整理することで「事実に基づいて判断していたか」「判断は正しかったか」など，自分の思考過程の確認をしましょう．

6 ─ 書面化（記録）

書面化は，歯科衛生過程において最も重要性を強調されている

　書面化（記録）は，歯科衛生アセスメントから歯科衛生評価までのプロセスすべてを記録することです．

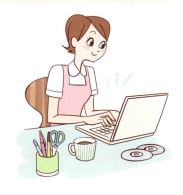

　歯科衛生過程では，歯科衛生士の考えたこと，対象者を歯科衛生の視点・観点でどう見たかということ，そして対象者の歯科衛生上の問題や原因をどう考え，どう判断したのか，それらを解決するためにどのように計画して，どのように介入したのか，それに対して対象者の反応はどうだったのかなど，すべてのプロセスを書面化して記録に残すことが重要です．なぜなら，歯科衛生過程におけるすべてのプロセスをていねいに記録することで，歯科衛生介入を振り返り，歯科衛生士が行っていることが一人よがりな考えや行動になっていないかを確認して，必要に応じて修正できるからです．これによって，歯科衛生介入の質の保証・向上に繋げることができます．そして，歯科衛生士の専門領域を対象者や他職種に対して明示することもできます．

　記録は，以下のことに注意して作成しましょう．
①客観的な記載を心がける

　医療法には，医療者の実践の成果ではなく，実践の過程が評価されるべきといった趣旨の条文が明記されています．歯科衛生士も当然ながら，良質で適切な実践を行っていく必要があり，記録は正確に記さなければなりません．

> 参考「医療法」
> 第一条の二　医療は，生命の尊重と個人の尊厳の保持を旨とし，医師，歯科医師，薬剤師，看護師その他の医療の担い手と医療を受ける者との信頼関係に基づき，および医療を受ける者の心身の状況に応じて行われるとともに，その内容は，単に治療のみならず，疾病の予防のための措置およびリハビリテーションを含む良質かつ適切なものでなければならない．
> 第一条の四　医師，歯科医師，薬剤師，看護師その他の医療の担い手は，第一条の二に規定する理念に基づき，医療を受ける者に対し，良質かつ適切な医療を行うよう努めなければならない．

たとえば，感情表現をしてはいけません．憶測，想像，個人的見解の記載は避けます．患者の性格や態度を表す言葉を避けます．

②正しい日本語，英語を使用する

誤字脱字に留意し，自分で言葉を作ったり，略したりせず，誰が読んでもわかる表現にします．

③真正性の確保

真正性の確保とは，医療情報システムの安全管理に関するガイドラインに示された用語です．その意味は「記録した内容」がほかの人からみても，誰が記載したかはっきりしていて，故意または過失による記載の間違いや，書き換え，消去および混同を防止していることをいいます．

④必要な情報のみを記載する

歯科衛生過程の各プロセスでは，それぞれ記録用紙が異なる

記録用紙は，各機関で独自に作成したものを使用することが多いです．歯科衛生過程の各プロセスで記載する内容が異なるので，それぞれの書式があるとよいでしょう．

①歯科衛生アセスメント→情報の処理を記載する
②歯科衛生診断→プロブレムリストを記載する
③歯科衛生計画立案→目標と計画を記載する
④歯科衛生介入→経過記録（「4―歯科衛生介入」p.38 参照）を記載する
⑤歯科衛生評価→目標達成度，主観的満足度，総合評価，要因分析を記載する

書面化でありがちな"困った"を解決！

困 記録を作るのに時間がかかりすぎてしまう

初回のアセスメント時には，対象者への理解が浅く，考えること，調べることが多いので，ある程度時間がかかるのは覚悟しよう．ただ，時間短縮をするために，手抜きをしたり，いい加減で的外れな計画立案をしたりすると，その時間もその後の介入も役に立たない時間を費やし，かえって時間を無駄にしてしまうことを肝に銘じよう！

対象者への理解が深まったり，症例を積み重ねていったりすると，情報収集も情報処理も何に焦点を当てるかなどのコツがわかってくるので，時間は短縮されていきます．慣れないうちは時間がかるのはあたり前と構えて，じっくり考える訓練を積み重ねていきましょう．気づかないうちに考えるトレーニングがなされ，将来，必ず役に立ちます．

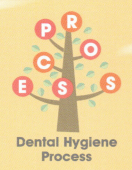

2章 歯科衛生過程の進めかた

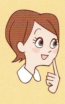

歯科衛生アセスメントでは，対象者の情報を収集し，
情報処理（整理・分類，解釈・分析）します．
歯科衛生診断では情報を統合して，診断句と原因句を考えます．
歯科衛生計画立案では，歯科衛生診断ごとの目標を設定して，
介入の方法を計画します．
その後，歯科衛生介入を行い，歯科衛生評価で，
介入後の対象者の変化を判断します．
書面化も大事ですから，しっかり学びましょう．

1 歯科衛生アセスメント

対象者の情報を収集し，その情報を処理（整理・分類，解釈・分析）します．

1 情報収集からはじめよう

1 情報の種類

情報を収集し，収集した情報を主観的情報（Subjective Data：Sデータ）と客観的情報（Objective Data：Oデータ）に分けます（表2-1）．

Sデータをもとに Oデータを収集し，必要に応じて再度，対象者から聴きとってデータを追加していきます．

多職種が関わる現場（医療や福祉）では，ほかにも診療録や健康調査票など，さまざまな記録があり，歯科衛生領域からだけではない多角的なとらえ方ができます．

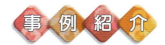

事例紹介

氏名・年齢・性別・職業	吉田あきこ さん・19歳・女性・学生（歯科衛生士学校1年生）
主 訴	「歯ぐきが腫れて血が出る」
病 名	単純性歯肉炎，6┘二次う蝕，└6 二次う蝕
現 症	上下顎前歯部に出血あり．3┘ PD 4 mm．上顎前歯部 CRF（コンポジットレジン充塡）変色あり．前歯部わずかに歯列不正

表2-1 主観的情報（Sデータ）と客観的情報（Oデータ）

	情報収集の方法	具体例
主観的情報 （Sデータ）	予診票 問診票 健康調査票 対象者との会話	対象者のフェイスシート 主訴 現病歴 全身状況 生活環境 治療の経緯やその経過　など
客観的情報 （Oデータ）	口腔内診査 歯周組織検査 エックス線写真 PCR う蝕活動性試験	診断名 現症 検査記録　など

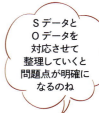

SデータとOデータを対応させて整理していくと問題点が明確になるのね

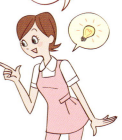

2015年6月30日（火）（初診日3日前）

- 院長，最近たかみちゃん，一生懸命に本を読んだり，私たちが担当している患者さんのデータを分析したり，よく勉強しているんですよ．4月にますださんの指導をお願いしたときから比べると，だいぶ成長して歯科衛生過程に苦手意識がなくなってきたみたいです．
- そうそう．ときどき受付にも来て，患者さんの様子を見たり，過去の記録を見て情報収集をしているんです．

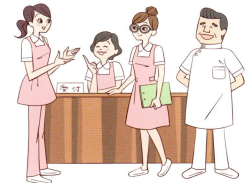

- そうか… そろそろひとりで患者さんを任せてみるか！
- だったらぴったりの患者さんがおいでになりますよ．先日久しぶりにあきこさんから予約の電話があったんです．
- "あきこさん"って，吉田さんのところのお嬢さんね．久しぶりだわ．
- 歯肉が腫れて，出血が気になるから診てほしいということでした．
- では，あきこさんを担当してもらうことにしよう．指導係は，畑山さえこさんってことで，よろしく！
- わかりました．では，さっそく明日のスタッフミーティングで担当の報告をさせていただきます．
- 私は，前回来院時までの記録を準備しておきますね．

2015年7月1日（水）（初診日2日前）

- あさって来院の"吉田あきこさん"ですが，院長と相談してたかみちゃんに担当してもらうことになりました．
- えっ！ 私ですか？
- そうよ．予約の電話によると「歯肉が腫れて，出血が気になる」というのが主訴のようです．
- はい．これがあきこさんのいままでの診療記録よ．
- どれどれ．あらっ！？ 最後に来院したのは3年以上も前なのね．ふーん，中学1年生の頃からう蝕

私が準備した診療記録です．
・歯科診療録（カルテ）
・歯科衛生士業務記録
・エックス線写真
・問診票

前回のあきこさんの治療は，6|C₃．FMC（全部鋳造冠），進行したう蝕の治療だったね．

- の治療で何回かここに来ているんですね.
- 思い出すよぉ. そのときの主訴は $\overline{6}$ の痛みで C_3 だったけど, 抜髄をしてから FMC（全部鋳造冠）の装着になったんだよね.
- そうでしたね. 初めて来たときにはお母さんとご一緒で,「大きなむし歯になっています」って院長に言われたら, 泣きだしそうな顔をしていたわ.
- 最後に来院したのは中学 3 年生でした. 確か女子高に進学が決まったって言ってましたよ.
- はらさん, すごい！ よく覚えていますね.
  え〜っと, そのときに治療したのは全部で 7 本か… 中学 3 年生で DMF 7 は多いですね.
- たかみちゃん, いい分析よ.
- 中学生のときにブラッシングの指導もしています. はじめは磨けていなくて PCR が 60％もあったけど, その後は 24％まで下がっていますよ. なのに今回, 歯肉からの出血が主訴とは…
- あきこさんの生活に何か変化があったのかしら…

比較してみよう
12 歳児の DMF は 1.00 本
DMF 者率 42.6％

PCR60％
→24％
指導によりブラッシング技術は向上していますが, 維持できていないことが予測されます.

高校に入学, 卒業…… 生活の変化にも注目したいわね.

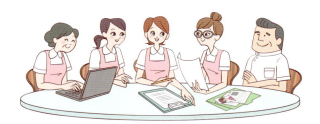

2015 年 7 月 3 日（金）（初診日）

- こんにちは. あきこさん, 久しぶりだわね.
- ご無沙汰しています. よろしくお願いします.
- 3 年も見ない間にすっかりきれいになって〜
- そうですかぁ〜（笑）
- あきこさん, 久しぶりだから, この健康調査票に記入してくれますか.
- はい.
- こんにちは. 吉田あきこさんですね.
  今回担当させていただくことになりました歯科衛生士の遠藤たかみです. よろしくお願いします.

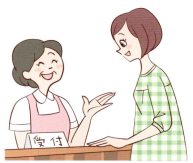

健康調査票

アハハ歯科

氏 名	吉田　あきこ	性別 男・㊛	生年月日　M・T・S・㊐　9 年 1 月　14 日
住 所	〒○○○-○○○○　　○○県○○市○○町○○		

該当の場合，□を■にぬりつぶしてください　　　　　　　　　　　記入（平成 27 年 7 月 3 日）

当院ははじめてですか	□はじめて　　■前に来たことがある（平成 24 年 7 月頃：　　中学 3 年　） 　　　　　　　　　　※どのような治療ですか（　前歯のむし歯，おく歯の神経をとった　）
本日来院された理由を教えてください	□むし歯の治療をしたい　　□検査を受けたい　　　　□つめ物がとれた □義歯を入れたい　　　　　□歯並びを治したい　　　□歯の清掃をしてほしい □歯周病の治療をしたい　　□相談　　　　　　　　　□予防 ■その他（　歯ぐきが腫れて血が出る．　　　　　　　　　　　　　　　　）
痛みや違和感がありますか	□なし　　　　　　　　　　■あり　　　　　　　　　□以前はあった 　　　　　　　　　　　ありと答えた方は※にお答えください
※どこがおかしいですか	□歯　（　　　　　　　）　□頬（　　　　　）　□唇（　　　　　　　） ■歯ぐき（　下の前歯　）　□舌（　　　　　）　□顎（　　　　　　　）
※どのような状態ですか	□ズキズキ痛い　　　　　　□ずっと痛い　　　　　□かむと痛い □痛んだり止んだり　　　　□しみる（冷・熱・甘）　■その他（　血が出る　）
歯を抜いたことは	■なし　　　　　　　　　　□あり（　　年　　月頃）
歯を抜いたときの異常は	□なかった　　　　　　　　□血が止まりにくい　　□熱が出た □麻酔がきかない　　　　　□貧血を起こした　　　□何日も痛みが続いた
あなたの健康状態は	■普通　　　　　　　　　　□よくない（理由　　　　　　　　　　　　　　） □生理中　　　　　　　　　□妊娠中（　　　カ月）
薬・食べ物でアレルギーや過敏は	■なし □あり　　薬・食品名（　　　　　　　　　　　　　　　　　　　　　　　） 　　　　　症状（じんましん・下痢・かゆみ・その他　　　　　　　　　　）
いままでにかかった病気	□心臓　　　　□腎臓　　　　□肝臓　　　　現在は　　□治癒　　□中止 □糖尿病　　　□リウマチ　　□血液疾患　　□高血圧　　□なし □その他（　　　　　　　　　　　　　　　　　　　　　　　　　　　　）
現在かかっている病気	□心臓　　　　□腎臓　　　　□肝臓　　　主治医　（　　　　　　）病院の □糖尿病　　　□リウマチ　　□高血圧　　　　　　（　　　　　　）先生 □血液疾患　　　　　　　　　　　　　　　　　　　（　　　　　　）病院の □その他（　　　　　　　　　　　　）　　　　　　（　　　　　　）先生
ご家族で病気をおもちの方はいますか	■いいえ □はい　　続柄（　　　　　）　病名（　　　　　　　　　　　　　　　）
飲んでいる薬	■なし □あり（　　　　　　　　　　　　　　　　　　　　　　　　　　　　　）
歯磨きについて	1．1日のブラッシングの回数と時間 　　1日（ 2 ）回　■起床後　□朝食後　□昼食後　□夕食後　■就寝前 　　　　　　　　□その他（　　　　　　　） 　　1回につき（　3　分） 2．歯磨きはどのように行っていますか 　　方法（　縦や横に細かくやっている　　　　　　　　　　　　　　　） 3．使用している清掃用具 　　■歯ブラシ　□歯間ブラシ　□デンタルフロス　□その他（　　　） 　　・歯ブラシの交換時期（　2～3カ月ごと　　　　　　　　　　　） 4．歯磨剤　■使用している　□使用していない 　　・商品名（　Ora^2　）

2章　歯科衛生過程の進めかた

	5．ブラッシング指導の経験 　　■あり　□なし 　　・いつごろですか（　中3のとき　　　　　　　） 6．歯石をとったことがありますか 　　■あり　□なし 　　・いつごろですか（　中3のとき　　　　　　　）
嗜好品がありますか	■なし □たばこ 1日（　）本　　□お酒　週に（　）日　1回に（　）を（　）杯 □食べ物（　　　　　　　　　　）　□その他（　　　　　　　　　　）
食生活について	食事（ 2 ）回／日 　朝食　□あり・■なし　昼食　■あり・□なし　夕食　■あり・□なし 　その他（　　　　　　　） 間食（ 2～3 ）回／日 　時間（　　　　　　　　　　　　　　　　　　　　　） 　間食　(飴)（のど飴，ミント類含む）　(甘味飲料) 　　チョコレート　　クッキー　　ケーキ 　　その他（　　　　　　　　　　　　　　　　）
歯の治療について	■なんともない　□こわい　□気分が悪くなる　□なんとか我慢できる
診療についてのご希望	□悪いところはすべて治したい　　　　■今回は応急処置のみ □自費でもかまわない　　　　　　　□あらかじめ概算を聞いておきたい □その他・ご相談等 （　　　　　　　　　　　　　　　　　　　　　　　　　　　）
上記に関して相違なければ，サインしてください． お名前　　吉田　あきこ　　　　　　平成 27 年 7 月 3 日	

- 👩 お願いします．
- 👩 来院されるのは久しぶりですね．前回は3年前だから，中学生の頃かしら…　いまはどうしているの？
- 👩 はい，専門学校に行っています．歯科衛生士の．
- 👩 まぁ，そうなの！　勉強が結構大変でしょう？
- 👩 はい．科目数も多くて不安もあるけど学校は楽しいです．友達とおしゃべりしているときが一番楽しいですけど（笑）
- 👩 私もそうだったわ（笑）．どんな話をするのかしら？
- 👩 メイクとか服の話が多いかな…
- 👩 あきこさん，おしゃれだものね．それでは，健康調査票を確認させてください．
  ところで，歯ぐきが腫れて血が出るということですが．
- 👩 はい，そうです．この辺（右下の犬歯あたりを指さす）の歯肉が腫れて，出血するのが気になっちゃって…
- 👩 ちょっと見せてね．ほんとだ．少し腫れてるわね．

前回の受診が3年前ということにも注目してみましょう！

歯科衛生士専門学校の学生であることは強みとして活用しましょう！

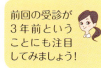

ニーズ⑤

軟組織の健康状態

あきこさんの主訴でもある．

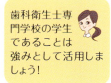

ニーズ⑤③ S-1

軟組織の健康状態

あきこさんが気になることは何かがポイント！

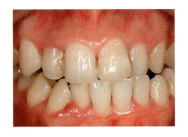

ニーズ③	ニーズ⑤	
あきこさんの いちばんの悩み 「はずかしい」 （デマンド）	歯肉の腫脹が著明 改善必要 （ニーズ）	会話のなかから，問診票に書かれていない対象者の生活背景や全体像を把握していくのね．

↑ 一致していない ↑

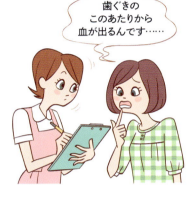

「歯ぐきのこのあたりから血が出るんです……」

- 12月くらいからは友達どうしで歯石を取る実習をするらしいから，絶対にこんな口の中は見られたくないんです． **ニーズ③ S-2**
- あきこさん，歯肉とか歯石とかもう習ったのね．
- はい．習いました（笑）

「歯肉の腫れ」という症状に痛みが「ある」か「ない」かが診断やその後の介入の優先順位の決定に影響します．

- よかった．じゃあ仲間どうし，専門用語で話しますね．12月から相互実習が始まるのね．痛みはないですか．

ニーズ⑥
頭頸部の疼痛や不快感

- 痛くはないです．でも，これじゃあ，はずかしいから…

ニーズ③ S-3
12月の相互実習に向けて，期日指定のある目標をもっている．

- 人に口の中を見られるなんて，歯医者さんだけだものね．あきこさんは同級生に見られるのがはずかしいんですね．

ニーズ③
顔や口腔に関する審美的満足度

- そうです．もちろん歯並びも気になっているんだけど，それはすぐには治らないと思うし…

ニーズ③ S-4
本人のデマンド⇔ニーズと一致しているか口腔観察で確認する．

- わかりました．
次に健康状態は普通ということですが，いままでにかかった病気や現在かかっている病気はありますか？
- ないです．

ニーズ①
身体の健康状態

- 先生，あきこさんの主訴は，3 あたりの歯肉の腫脹と出血で，はずかしいとのことです．
- わかりました．
  あきこさん，久しぶりだね．歯ぐきが腫れちゃってるんだって？どれどれ…ちょっと見せてもらうよ．うん…確かに腫れているねぇ．それに，**以前治したところが2本むし歯になってるね．**

> 歯科医師による診断前に事前に収集した情報を簡潔に報告しておきましょう！

> **ニーズ④**
> 硬組織の健康状態

- **エッ！　むし歯あるんですか？　痛くもないし気づかなかったです．**
- まだ痛みが出るほどのむし歯じゃないけど，治しておいたほうがいいね．むし歯の治療は数回で終わりそうだよ．
- よかった．
- では，今日は歯の治療を始める前に，口の中の様子を少し詳しく検査しておきたいのですが，いいですか？
- はい．お願いします．
- それじゃあ，遠藤さん．あきこさんへの聴きとりと口腔内の検査，写真撮影をお願いします．次回からの計画が立てられるようにしっかり頼みますよ．
- わかりました．では，あきこさん，検査に入る前にもう少し詳しく聞かせてくださいね．歯肉が腫れてしまったのはいつ頃からですか．

> **ニーズ④⑧ S-5**
> 相変わらず口の中の変化に気づくことができていないあきこさん．チェックしておこう！

- **気がついたのは2週間くらい前です．**
- **原因に何か心あたりはありますか．**
- **う～ん．たぶん，勉強とかアルバイトとか…　忙しくなってから腫れてきたような気がします．忙しくなると歯磨きが雑になるっていうか…磨かないことはないんだけど，さっと磨いておしまいっ！　ということも多かった気がします．**

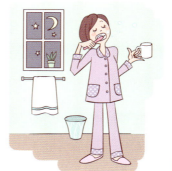

> **ニーズ⑤⑦ S-8**
>
> **ニーズ⑦**
> 口腔健康管理の知識
>
> **ニーズ⑤⑦⑧ S-9**
> 歯磨きが雑になると腫れるということには気づいている．⇒だけど，改善できる行動に至らない理由・原因を考えていこう！

- 忙しくなると腫れてくるというよりも，歯磨きが雑になると腫れてくると考えているんですね．
- そうです．**それが大きな原因のような気がします．**
- それで，**2週間くらい前に気がついてからは，どうしていたのかな？**

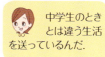
中学生のときとは違う生活を送っているんだ．

> **ニーズ⑦ S-10**
>
> **ニーズ⑧**
> 口腔健康のための行動

🧒 一応気をつけるようにはしてたんですけど，昼はついおしゃべりに夢中になって休み時間は終わっちゃうし，夜はアルバイトが10時に終わると疲れて眠いし… 結局あまり努力していないかも… ダメだなぁ…

👩 気をつけて歯磨きをしたほうがよいことはわかっているけれども，できない事情があったんだ．

ニーズ⑧ S-11
2週間前に歯肉の腫れに気づいていながら放っておく問題意識の低さは行動変容させたいところ．

🧒 実習は12月なのでまだまだ先のことかな，大丈夫かなって思っていました．もうすぐ夏休みなので，チャンスかなと思って今日来たんです．

ニーズ⑦ S-12
歯周病の病態を理解していない．"このくらいなら急がなくても大丈夫"だと思っている．

👩 よかったわ．今日来てくれて．ところで，あきこさん，歯磨きで落としているものは何かしら？

🧒 歯垢です．プラーク．それから食物残渣，ステインなどです．

👩 そう．歯肉腫脹の原因になっているプラークを除去してきれいにすることが大切よね．それからプラークが付きやすくなっているお口の環境をどう変えていくかも考えていきましょう．お口の中の細菌の活動性や唾液の分泌量もプラークの付着に影響するから，今日はその検査もしておきます．その結果を分析して，次回から本格的に歯肉の腫脹を改善していきましょう．

🧒 唾液の量も関係するのですか？

👩 そうなのよ．じゃあ，お口の中を見せてください．検査を始めさせていただきますね．ところで，治療や指導を受けるうえで何か心配なことはありますか？

ニーズ②
歯科衛生介入に対する不安やストレス

🧒 いいえ，ありません．

👩 では，始めます．

🧒 はい．お願いします．

> 8つの歯科衛生ニーズのなかで，あきこさんからの発言がなかったことは，こちらから質問して確認しましょう．

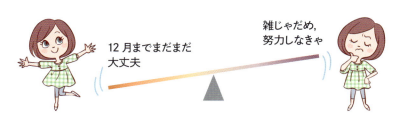

12月までまだまだ大丈夫

雑じゃだめ，努力しなきゃ

2章 歯科衛生過程の進めかた

<その後の診査の流れ>
①口腔内写真撮影
②口腔内検査（唾液検査，プロービング）
③口腔内状況の把握（プラークの付着，歯石・歯肉の状態，PCR）

POINT
Sデータ に関連した Oデータ を集めよう！
限られた時間のなかで効率よく，優先順位を考えて，検査から情報を収集する．不足のデータは次回に収集する．

歯科衛生士が行う検査で，あきこさんの発言や質問から得た情報に関連する検査結果をOデータとして収集しましょう．

- お疲れ様でした．これで，すべての検査が終わりました．
  詳しい検査の結果と今後の計画は次回お伝えすることにして，今日はあきこさんの気になる右下の犬歯部の説明をしますね．
  この部位は歯周ポケットが3mmと4mmで，検査しているときもやはり出血していました．
  ほら（探針でプラークを取って見せながら），こんな感じ．全体に歯磨きの状態は磨き残しが77.6%ありました（染色状態を見せる）．

「77.6%」の結果を伝えるときには……
「77.6%も」とは言わないようにしよう！
①あきこさんの自尊心を傷つけない
②歯科衛生士学校の生徒なので，「77.6%」の情報の意味を彼女自身に判断させるよう促すことも大切

- **エっ！　やっぱり雑に磨いていたからかな…**
- プラークは微生物のかたまりだから，放っておくと歯肉の炎症が進むのよ．あきこさんは歯の周囲に付着したプラークが歯や歯肉にどんな影響を与えているのかもう習っているかしら？

ニーズ⑧ S-13
それとなくわかっていたのに，放っておいて健康に対する危機感のなさが考えられる．

- はい．「口腔微生物学」とか「口腔衛生学」で勉強していますけど，ちょっと難しい（笑）
- では，簡単に説明しますね．

プラークの為害作用，きれいにするとどうなるか，放っておくとどうなるかについて説明する．叢生でう蝕や歯周病のリスクが高くなるので，より気をつけることを説明する．

関係図を活用しよう！
ますださんの指導で失敗したことを思い出しながら，あきこさんへ説明を始めました．(p.21参照)

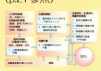

- あきこさんは中学生の頃，歯科衛生士にブラッシング指導を受けて，その後PCRを24%まで下げることができていたのよ．覚えているかしら？
- なんとなく…です．
- 自信をもってね．やればできるわよ．今日もこのままではいけないと思って来院してきたじゃない．それに何といっても歯科

衛生士学校の学生さんだから，お口の健康を学ぶ環境もバッチリだしね．
今日はいろいろ話したけど，あきこさんの気になる歯肉の腫脹の原因はわかりましたか．
- はい．
- お口の健康は，生活面とも関係するのよ．次回までにこれがそうかしら？　っていうものを考えておいてくれますか？
- ドキっ！　宿題みたい．
- まぁまぁ…　軽く自分の日常生活を振り返ってみるつもりでお願いします．
- はい．

思い出そう！
過去の記録
あきこさんは中学生の頃PCR値を60%⇒24%まで落とすことができたのよ．
今後，学校でも口腔の健康について専門的に学んでいくことはあきこさんの強みになるわね．

- 先生，これが検査結果です．
今日は，歯肉腫脹の原因について説明しました．
- 了解です（検査結果を見る）．なるほどね．あきこさんはどうやら軽度の歯肉炎になっているね．まずは歯肉炎の改善を行って，あきこさんがはずかしがらずに12月の相互実習を受けられるようにすることだな．
それから，次回は新しく見つかった右奥歯のむし歯治療をしましょう．麻酔をして治療をしますからね．むし歯になった部分を少し削って型を採り，その次のときに歯に入れるようになるでしょう．上の奥歯は，そんなに大きくないから，型を採らずにその日に詰める治療ができそうだよ．だから，私の治療はあと3回くらいかな．歯並びも気にしているようだけど，あきこさんが一番気にしている歯肉とむし歯の治療から始めて，歯並びのことはそれが終わってから考えることにしようか．
- はい．お願いします．
- 私は今日の検査結果をもとに，あきこさんのお口の健康を守るための計画を作ります．次回説明しますね．
秋には，きれいな歯肉になれたらいいなと考えています．本当は，今日にでも一緒に計画を立てたいところなんだけど，そろ

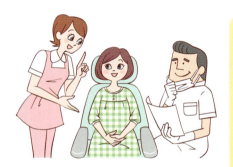

まき院長から指示された診査の結果報告を簡潔に伝え，同時に記録を示します．
歯科医師からの治療の説明であるインフォームド・コンセントの実施は，今後の治療をスムーズに進めることができます．

そろお時間ですね．
　私もがんばってみます．
　まき先生，遠藤さんありがとうございました．お世話になりました．
　お大事に．
　じゃあ，次の予約を受付で相談しましょう．

　たかみちゃん，お疲れ様．はじめての担当はどうだった？　今日実施したことを説明してくれるかしら．
　はい．3年ぶりに来院した吉田あきこさんですが（資料を出しながら），これが本日介入した業務の記録です．
　あきこさんの主訴である歯肉の腫脹は「はずかしいから」という「ニーズ③」に該当します．とにかく12月の相互実習までに歯肉をきれいにしたいという気持ちが強く，なぜこのような状態になってしまったのか，何が原因で歯肉の腫脹が起こっているのかといった気づきがありません．技術不足について指導したい気持ちを抑えて，今日は「ニーズ③，⑦」を軸に指導しました．あさってわかる唾液検査の結果も分析して，「ニーズ⑧」を計画しようと思います．また，あきこさんの日常生活をお聞きして，保健行動への意識の低さがわかりました．そこのあたりからも整えていくほうがいいのかなと思いました．
　なるほど，あきこさんをとりまく状況が浮き上がってきたわね．ではこれから，集めた残りのデータを歯科衛生過程の流れに沿って，あきこさんの歯科衛生計画を一緒に立ててみましょう．

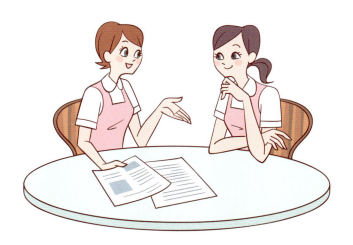

あきこさんの口腔に関する情報①

病名	単純性歯肉炎，6̄ 二次う蝕，6̲ 二次う蝕

●口腔内写真● （初診：H27.7.3）

O-4　白濁　3̲|1̲3̲

O-2　下顎前歯部歯列不正
前歯部左側に交叉咬合
正中が合っていない

O-1　3̲2̲　PとMに腫脹と発赤あり

●口腔内状況●

清掃状況	□清潔	□おおむね清潔	■不潔
プラーク付着	□なし	■あり	（全体）
歯石	□なし	■あり	（下顎前歯唇側・舌側に縁上歯石，3̲, 2̲縁下歯石）
歯肉の状態	□良好	■腫脹	（ブラッシング時に3̲唇側より出血）

【O' Leary のプラークコントロールレコード】
PCR = 77.6%

O-12　隣接面および舌口蓋側，すべてにプラーク付着

O-11　PCR 77.6%

●う蝕や歯周病の検査●

CRT bacteria
　　SM (0 ・ 10万 ・ 50万 ・ ⃝100万)
　　LB (1000 ・ 1万 ・ ⃝10万 ・ 100万)

CRT buffer
　　(青 ・ ⃝緑 ・ 黄)

唾液分泌量
　　5分間： 9 mL ⇒ (1.8) mL/分

O-5　CRT bacteria SM（100万），LB（10万）

O-6　CRT buffer（緑）

O-7　唾液分泌量：1.8 mL/分

その他

O-3　6̄ C"，6̲ C"

		8	7	6	5	4	3	2	1	1	2	3	4	5	6	7	8
歯石スコア		×															×
歯の動揺度		×															×
ポケットの深さ			1 1 2 2 1 1 1	1 1 2 2 1 1 1		1 2 1 1 1 1	1 1 ① 1 1 1	1 1 ① 1 1 1	1 1 1 1 1 1	1 1 1 1 1 1	1 1 ① 1 1 1	1 ① 2 3 2 1	1 1 1 1 1 1	1 2 1 1 1 1	1 2 1 1 2 1	2 2 2 2 3 3	
歯式		×	/	CRC"		/	CR	CR	/	/	CR	CR	/		/		×
					E	D	C	B	A	A	B	C	D	E			
歯式		×	CR	InC"	/	/	/	/	/	/	/	/	/	FMC	/		×
		8	7	6	5	4	3	2	1	1	2	3	4	5	6	7	8
ポケットの深さ			1 1 3 3 1 2 1	1 2 1 1 2 1 1		1 2 ② 1 1 1	1 ③ 3 3 2 1	1 2 ③ 3 2 1	1 3 2 2 2 1	1 2 2 2 2 1	1 2 ② ② 2 1	1 2 2 1 2 2	1 2 ② 1 2 1	1 2 ③ 1 3 1	1 3 3 2 3 1	1 1 1 2 1 1	
歯の動揺度						④											
歯石スコア						2	2			1	1	1	1				

○は出血

O-9　PD4 mm，3̲近心

O-13　3̲2̲唇側に縁下歯石沈着

BI = 8.9%

備考　O-10　BOP（+）　43̲|2̲ ／ 5321̲|1345̲

O-14　3̲+3̲下顎舌側歯肉縁上歯石の沈着

2 情報収集・処理の手順

　注目すべき重要な情報を見逃すことなく，歯科衛生ニーズに照らして収集／整理する流れをみていきましょう．また，8つの歯科衛生ニーズのなかで，対象者からの発言がなかったことはこちらから質問して確認しましょう．

① 主訴や問題点に関する情報の収集　⇒　Sデータを集める

　健康調査票や聴きとりの内容から主訴や問題点に関する情報（Sデータ）をピックアップします．

- さあ，歯科衛生過程開始よ．まずは何をするのかしら？
- 歯科衛生アセスメント！　情報収集・情報処理です．
- そうね．それじゃあ，まずは主訴や問題点となる情報を集めましょう．
- えっと，あきこさんの主訴は「歯ぐきが腫れて血が出る」ことです．「12月には相互実習が始まるからそれまでにはきれいにしておきたい」って．それと…（メモを見ている）．
- あきこさんの主訴に関する情報はまだまだありそうね．情報は番号をつけておくと解釈・分析するときに整理しやすいわよ．
- なるほど！
- 感心している場合じゃないわよ．主訴をきちんと把握するには，あと何が必要？
- うーん…
- あきこさんは主訴をどう考えてる？

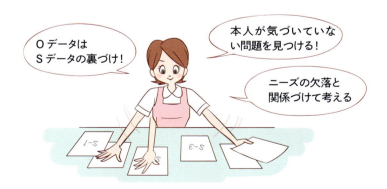

　Sデータを収集したら，「S-1…，S-2…」と番号をつけていくことで，情報を整理したり，解釈・分析しやすくなります．

あっ，解釈モデルですね．
　　効果的な歯科衛生計画を立案するには，あきこさんの健康に対する考え方や想いなども汲みとる必要があるんですよね．
　　……はい．

> **■解釈モデルとは**
> 　解釈モデルとは対象者が自分の健康や健康上の問題，その疾患の症状や治療法などについてどのようにとらえているのか，自分なりにどう解釈しているのか，という対象者自身がもっているイメージや概念のことです．
> 　同じ疾患をもっていても，対象者によって感じ方はさまざまです．また，対象者の知識も歯科医学を専門的に学んだ人もいれば，医学的知識が全くない人もいます．そのため，知識には幅があり，誤った考え方が含まれている可能性もあります．同じ歯周病でも，「歯が抜けてしまうかもしれない」と考える人と，「たかが歯周病くらいで…」と考える人では，これから歯科衛生計画を考えていくうえで目標設定や介入方法が変わってきます．
> 　また，解釈モデルを把握することにより，対象者が生活のなかで何を最も重視しているのか，自分の問題についてどう思っているのかを理解することができ，対象者との良好な関係づくりができます．
>
> **■歯肉腫脹の解釈モデル**
> 　　原因に何か心あたりはありますか？
> 　　う〜ん．たぶん，勉強とかバイトとか…　忙しくなってから腫れてきたような気がします．忙しくなると歯磨きが雑になるっていうか…　磨かないことはないんだけど，さっと磨いておしまいっ！　ということも多かった気がします．
>
> 　主訴に関係する情報を把握するために，歯肉からの出血の原因とともに，あきこさんがどのように受け止めているか，解釈モデルを使って確認します．

② **Ｓデータに関連のある情報の収集　⇒　Ｏデータを集める**

　次に歯周組織検査や口腔内を観察した結果を中心に，主訴の状態や問題点を確認し，評価します．検査や視診では，対象者自身が気づいていない問題をみつけられます．ＯデータはＳデータの裏づけにもなります．
　記載法は**表2-2**に示すとおりです．

　　Ｏデータは揃ってる？
　　はい！　ばっちりです．

表2-2 主観的情報（Sデータ）と客観的情報（Oデータ）の記載法

情　報	
主観的情報（Sデータ）	客観的情報（Oデータ）
S-1 「そうです．この辺（右下の犬歯あたりを指さす）の歯肉が腫れて，出血するのが気になっちゃって…」 S-2 「12月くらいからは友達どうしで歯石を取る実習をするらしいから，絶対にこんな口の中は見られたくないんです」 S-3 「でも，これじゃあ，はずかしいから…」 S-4 「そうです．もちろん歯並びも気になっているんだけど，それはすぐには治らないと思うし…」	O-1 ３│２ PとMに腫脹と発赤あり O-2 下顎前歯部歯列不正．前歯部左側に交叉咬合．正中が合っていない．

 では，集めたSデータとOデータを対応させて整理していきましょう．

 Oデータで気づいた点は，再度あきこちゃんに聴きとりを行って，Sデータを追加しました．

 やるわね．そうすると問題点が明確化されるのよね．ただ，限られた時間内にすべて聴きだせるわけじゃないから，もし無理だったら"データ不足"として次回に収集するのもありよ！

③ 情報処理（整理・分類）をする

　Darby & Walshのヒューマンニーズ概念モデルを活用して収集した情報を，歯科衛生ニーズ8つ（表2-3）に分類します．

　歯科衛生アセスメントでは，SデータとOデータをすべて収集してから整理・分類するという方法もありますが，ここでは「SデータとOデータを収集しつつ，分類も同時に行う方法」を実践していきます．

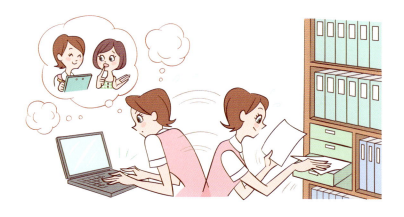

表 2-3 歯科衛生ヒューマンニーズのアセスメントシート

歯科衛生ニーズ	症状・徴候	原因・関連因子
① 身体の健康状態 （健康上のリスクに対する防御）	□症状・徴候がない	□原因がない
	□内科医等に対診をしたが、定期的な管理がされていない全身疾患 （例：心疾患の徴候、非管理の糖尿病、異常なバイタルサインなど）	□スポーツをする
		□口腔清掃用具の不適切な使用
		□知識不足
		□教育の機会不足
	□心雑音のため、抗菌薬の前投薬、心臓弁の置き換えや移植などを行っている	□感覚異常、知覚麻痺
		□口腔内の受傷のリスク
	□マウスガードなしでの激しいスポーツによる受傷のリスク（ラグビー、ボクシングなど）	□感染対策、放射線の安全性、フッ化物の安全性に疑問がある
	□さまざまなリスクへの不満の訴え	□過去に不快な経験がある
	□日常生活を脅かすような状況	□不適切なライフスタイルを送っている
② 歯科衛生介入に対する不安やストレス （不安やストレスからの解放）	□症状・徴候がない	□原因がない
	＊以下のような不満・訴え	□過去の不快な歯科治療経験
	□歯科医師または歯科衛生士の対応、あるいは過去の治療経験	□わからないことに対する恐怖感・不安感
		□経済的理由
	□説明不足	□ストレス
	□秘密保持	□歯ぎしり
	□摩耗、くいしばり	□知識不足
	□精神安定剤の使用	□教育の機会不足
	□はじめて受ける歯科衛生介入	
③ 顔や口腔に関する審美的満足度 （顔や口腔に関する全体的なイメージ）	□症状・徴候がない	□原因がない
	＊以下のような不満・訴え	□補綴物の色調の不調和
	□歯	□不良補綴物
	□歯肉	□歯肉の見た目の悪さ
	□顔貌	□歯の見た目の悪さ
	□息のにおい	□口臭
	□歯列不正	□不正咬合
	□くさび状欠損	□矯正装置の装着
	□補綴物	□口のかわき
		□知識不足
		□教育の機会不足
④ 硬組織の健康状態 （生物学的に安定した歯・歯列）	□症状・徴候がない	□原因がない
	□咀嚼できない、咀嚼しづらいという訴え	□S.mutans とその感染
	□不良補綴物	□不適切な栄養摂取
	□摩耗	□フッ化物配合歯磨剤や洗口剤の未使用
	□咬合性外傷による動揺（2度以上）	□教育不足
	□喪失歯、欠損歯	□自己観察不足
	□う蝕（COを含む）	□定期的な歯科受診をしないこと
	□義歯不適合	□プラークコントロール不足
	□骨隆起	□唾液分泌の不足（唾液量減少、粘稠度高、唾液緩衝能低）
		□悪習癖や態癖
⑤ 軟組織の健康状態 （頭頸部の皮膚、粘膜の安定）	□症状・徴候がない	□原因がない
	□口腔内・口腔外に痛みを感じる障害がある	□微生物の感染に対する宿主の反応（リスク）がある
	□歯肉が発赤している	□適切な口腔保健行動が行えていない
	□歯肉が腫脹している	□適切な習慣としての栄養を摂取できていない
	□歯肉から出血がある	□適切な習慣としての禁煙が行えていない
	□歯周ポケットがある	□適切な全体的な疾患の管理が行えていない（糖尿病、免疫不全、ウイルス感染、HIV）
	□4mm以上のアタッチメントロスがある	□定期的な歯科健康診査が行えていない
	□歯槽粘膜に問題がある	
	□口腔乾燥がある	
	□栄養不足の徴候が口腔内にある（アフタなど）	
⑥ 頭頸部の疼痛や不快感 （頭頸部の疼痛からの解放）	□症状・徴候がない	□原因がない
	□歯科衛生介入時に痛み・不快を感じる	□顎関節に痛みがある
	□触診など口腔内検査時に痛み・不快を感じる	□歯科衛生介入を受けていない
	□口腔内が過敏である	□未処置の歯科疾患がある
		□病気に対するケアをしていないか、定期的な歯科受診をしていない
⑦ 口腔健康管理の知識 （概念化と理解）	□症状・徴候がない	□原因がない
	□対象者より質問がある	□知識が不足している
	□対象者は情報を誤って解釈している	□情報を暴露することが不足している
	□対象者は口腔疾患について理解していない	
	□対象者は毎日のセルフケア（口腔のバイオフィルムや宿主の反応の重要性、バイオフィルムの除去方法）の理論的根拠・正当性を理解していない	
	□対象者は全身疾患と口腔疾患の関連を理解していない	
⑧ 口腔健康のための行動 （口腔の健康に対する責任）	□症状・徴候がない	□原因がない
	□対象者は現在適切なプラークコントロールを実施していない	□ノンアドヒアランスまたはノンコンプライアンス
		□口腔ケア用品が適切に使用できていない
	□保護者として子どもに対して、毎日口腔衛生の管理を行っていない	□保護者として適切な口腔衛生管理ができていない
	□自分の口腔の健康管理の評価ができていない	□偏った部分的な口腔ケアを行っている
	□2年間歯科受診していない	□全体的に口腔ケアがない
		□適切な技術がない
		□身体的な能力、認識の能力に障害がある
		□口腔の保健行動が行えていない
		□財産、資源がない

それでは事例に戻って，このシート（表2-3，4）を用いて歯科衛生ヒューマンニーズごとに整理していきましょう．

表2-4　歯科衛生アセスメント～歯科衛生診断シート（歯科衛生ニーズ③の例）

情　報		チェックリスト	
Sデータ	Oデータ	症状・徴候	原因・関連因子
		□症状・徴候がない	□原因がない
		*以下のような不満・訴え	□補綴物の色調の不調和
		□歯	□不良補綴物
		□歯肉	□歯肉の見た目の悪さ
		□顔貌	□歯の見た目の悪さ
		□息のにおい	□口臭
		□歯列不正	□不正咬合
		□くさび状欠損	□矯正装置の装着
		□補綴物	□口のかわき
			□知識不足
			□教育の機会不足

解　釈　・　分　析	
対象者の強み	データ不足・ギャップ

歯 科 衛 生 診 断		
診 断 句	原 因 句	種　別： 優先順位：

ニーズ③　顔や口腔に関する審美的満足度

健康調査票や会話から，顔や口腔に関する審美的満足度に関する，あきこさんの訴えを収集します．

Sデータに関連して，Oデータを収集（観察）します．

情　報		チェックリスト	
Sデータ	Oデータ	症状・徴候	原因・関連因子
S-1：「そうです．この辺（右下の犬歯あたりを指さす）の歯肉が腫れて，出血するのが気になっちゃって…」	O-1：$\overline{32}$PとMに腫脹と発赤あり	□症状・徴候がない	□原因がない
		＊以下のような不満・訴え	□補綴物の色調の不調和
S-2：「12月くらいからは友達どうしで歯石を取る実習をするらしいから，絶対にこんな口の中は見られたくないんです」		□歯	□不良補綴物
		■歯肉	■歯肉の見た目の悪さ
		□顔貌	□歯の見た目の悪さ
S-3：「でも，これじゃあ，はずかしいから…」		□息のにおい	□口臭
		■歯列不正	■不正咬合
S-4：「そうです．もちろん歯並びも気になっているんだけど，それはすぐには治らないと思うし…」	O-2：下顎前歯部歯列不正．前歯部左側に交叉咬合．正中が合っていない	□くさび状欠損	□矯正装置の装着
		□補綴物	□口のかわき
			■知識不足
			□教育の機会不足

```
           ＜症状・徴候＞    ＜原因・関連因子＞
S-1〜4  →    「歯肉」         「歯肉の見た目の悪さ」
S-4    →    「歯列不正」      「不正咬合」
```

＜症状・徴候＞から＜原因・関連因子＞もチェックしていくと解釈・分析しやすいです

＜原因・関連因子＞
＊歯肉や歯列不正についてその原因についての発言がない　→　「知識不足」

次にSデータに関連したOデータを収集（観察）します．

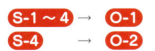

"歯肉の腫脹"という症状・徴候があった場合は「痛みの有無」を確認します

「痛みの有無」は歯科衛生診断や歯科衛生計画を立てるうえで優先順位に影響するんだった

ニーズ④　硬組織の健康状態

情報		チェックリスト	
S データ	O データ	症状・徴候	原因・関連因子
S-5：「エッ！ むし歯あるんですか？ 痛くもないし気づかなかったです」	O-3：6̲│C″, 6̲│C″	□症状・徴候がない	□原因がない
	O-4：白濁　3│13	□咀嚼できない，咀嚼しづらいという訴え	■S.mutans とその感染
S-6：食事2回／日	O-5：CRT bacteria SM（100万），LB（10万）	□不良補綴物	■不適切な栄養摂取
S-7：間食2〜3回／日（飴・甘味飲料）	O-6：CRT buffer（緑）	□摩耗	□フッ化物配合歯磨剤や洗口剤の未使用
	O-7：唾液分泌量：1.8 mL/分	□咬合性外傷による動揺（2度以上）	■教育不足
	O-8：3年ぶりの歯科受診	□喪失歯，欠損歯	■自己観察不足
		■う蝕（CO を含む）	■定期的な歯科受診をしないこと
		□義歯不適合	□プラークコントロール不足
		□骨隆起	□唾液分泌の不足（唾液量減少，粘稠度高，唾液緩衝能低）
			□悪習癖や態癖

　まき院長の口腔内の観察によって，あきこさんにはう蝕が2本あることが診断されました．しかし，会話のなかからは，本人がそれを自覚していないことがわかります（**S-5**）．

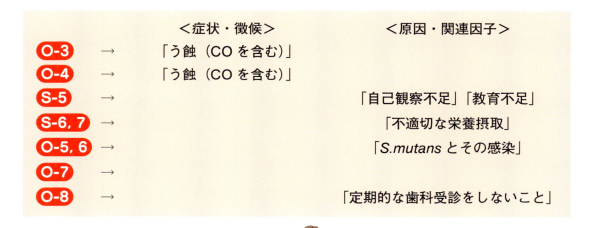

	＜症状・徴候＞	＜原因・関連因子＞
O-3 →	「う蝕（CO を含む）」	
O-4 →	「う蝕（CO を含む）」	
S-5 →		「自己観察不足」「教育不足」
S-6, 7 →		「不適切な栄養摂取」
O-5, 6 →		「S.mutans とその感染」
O-7 →		
O-8 →		「定期的な歯科受診をしないこと」

唾液分泌量は正常なので O-7 のチェックはしません

ニーズ⑤　軟組織の健康状態

情　報		チェックリスト	
Sデータ	Oデータ	症状・徴候	原因・関連因子
S-1：「そうです．この辺（右下の犬歯あたりを指さす）の歯肉が腫れて，出血するのが気になっちゃって…」	O-9：PD 4 mm，3̄ 近心	□症状・徴候がない	□原因がない
	O-10：BOP（+） 　　　　4 3 ｜ 2 　　　　5 3 2 1 ｜ 1 3 4 5	□口腔内・口腔外に痛みを感じる障害がある	□微生物の感染に対する宿主の反応（リスク）がある
S-8：「気がついたのは2週間くらい前です」		■歯肉が発赤している	■適切な口腔保健行動が行えていない
	O-1：3̄ 2̄ PとMに腫脹と発赤あり	■歯肉が腫脹している	□適切な習慣としての栄養を摂取できていない
S-9：「う〜ん．たぶん，勉強とかアルバイトとか… 忙しくなってから腫れてきたような気がします．忙しくなると歯磨きが雑になるっていうか… 磨かないことはないんだけど，さっと磨いておしまいっ！ ということも多かった気がします」		■歯肉から出血がある	□適切な習慣としての禁煙が行えていない
		■歯周ポケットがある	□適切な全体的な疾患の管理が行えていない（糖尿病，免疫不全，ウイルス感染，HIV）
		□4 mm 以上のアタッチメントロスがある	■定期的な歯科健康診査が行えていない
		□歯槽粘膜に問題がある	
		□口腔乾燥がある	
		□栄養不足の徴候が口腔内にある（アフタなど）	

「歯ぐきが腫れて血が出る」という主訴はここに該当します．主訴に関わる歯肉の状態や現在に至るまでの経緯，あきこさんの解釈モデルを S-1 , S-8, 9 としてあげました．すでに S-1 は「ニーズ③」であげていますが，現在の歯肉の状態を表しているため，「ニーズ⑤」でもあげます．

　　　　　　　　＜症状・徴候＞　　　　　　　　＜原因・関連因子＞
S-1, 8, 9 　→　「歯肉が発赤している」
　　　　　→　「歯肉が腫脹している」
　　　　　→　「歯肉から出血がある」
S-9　　　→　　　　　　　　　　　　　　　　「適切な口腔保健行動が行えていない」

S-1, 8, 9 に関連してOデータを収集（観察，検査）します．

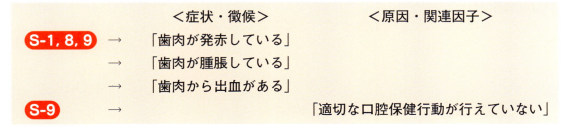

　　　　　　　　＜症状・徴候＞
O-1　→　「歯肉が発赤している」
　　　　「歯肉が腫脹している」
O-9　→　「歯周ポケットがある」
O-10　→　「歯肉から出血がある」

あきこさんの歯肉の状態は中学3年以来，歯科受診がないことも原因としてあげられるから「定期的な歯科健康診査が行えていない」をチェックします

ニーズ⑦　口腔健康管理の知識

情報		チェックリスト	
Sデータ	Oデータ	症状・徴候	原因・関連因子
S-8:「気がついたのは2週間くらい前です」	O-1: 3|2　PとMに腫脹と発赤あり	■症状・徴候がない	□原因がない
S-9:「う〜ん．たぶん，勉強とかアルバイトとか… 忙しくなってから腫れてきたような気がします．忙しくなると歯磨きが雑になるっていうか… 磨かないことはないんだけど，さっと磨いておしまいっ！ということも多かった気がします」	O-9: PD 4 mm, 3̄ 近心　O-10: BOP(+)　4 3|2　5 3 2 1|1 3 4 5	□対象者より質問がある	■知識が不足している
		□対象者は情報を誤って解釈している	□情報を暴露することが不足している
		■対象者は口腔疾患について理解していない	
S-10:「それが大きな原因のような気がします」	O-2: 下顎前歯部歯列不正．前歯部左側に交叉咬合．正中が合っていない	□対象者は毎日のセルフケア（口腔のバイオフィルムや宿主の反応の重要性，バイオフィルムの除去方法）の理論的根拠・正当性を理解していない	
S-12:「実習は12月なのでまだまだ先のことかな，大丈夫かなって思っていました．もうすぐ夏休みなので，チャンスかなと思って今日来たんです」	O-4: 白濁　3̄|13	□対象者は全身疾患と口腔疾患の関連を理解していない	
	O-15: 唾液の量がプラーク付着に影響することはわかっていない．		

　「なんらかの知識を得たい」というニーズを示します．しかし，たかみちゃんとの会話のなかであきこさんは審美的な面を気にしているものの「その状態はどうなっているの？」「その原因は何？」といった知識面での欲求がありません．そのため【症状・徴候】は「症状・徴候がない」に該当することになります．

　あきこさんの知識面の欲求がない裏づけとなる発言が **S-8, 9** に該当します．また，**S-10, 12** は，現在のあきこさんの知識不足による楽観的な考え方を表しています．よって【症状・徴候】の「対象者は口腔疾患に対して知識が欠如している」をチェックします．

　　　　　　　　　　＜症状・徴候＞　　　　　　　　＜原因・関連因子＞
- **S-8〜10, 12** → 「症状・徴候がない」
- **S-8, 9** → 　　　　　　　　　　　　　　　「知識が不足している」
- **S-10, 12** → 「対象者は口腔疾患について理解していない」

　Oデータは，その発言に関連する口腔内の状態を示しています．**S-8〜10, 12** に対しては **O-1, 9, 10, 2** が該当します．O-4は本人が気づいていないため，「症状・徴候がない」とします．

　さらにあきこさんの知識の程度は，次の会話のやりとりからも把握することができます．

ところで，あきこさん，歯磨きで落としているものは何かしら？

歯垢です．プラーク．それから食物残渣，ステインなどです．

そう．歯肉の腫脹の原因になっているプラークを除去してきれいにすることが大切よね．それからプラークが付きやすくなっているお口の環境をどう変えていくかも考えていきましょう．お口の中の細菌の活動性や唾液の分泌量もプラークの付着に影響するから，今日はその検査もしておきます．その結果を分析して，次回から本格的に歯肉の腫脹を改善していきましょう．

唾液の量も関係するのですか？

あきこさんの『唾液の量も関係するのですか？』という発言をSデータとしてもいいけど，これだけだとわかりづらいなあ．私がプラークと唾液量の関係を話したことから誘導的に導き出した言葉だから… あっ，SデータをOデータにすればいいのか．

→ **O-15** 唾液の量がプラーク付着に影響することはわかっていない

情報がたくさんあるのはよいことだけど，把握するのに時間がかかっては他者との情報共有には効率的ではないわね．膨大な情報のなかから最も表現したい部分を厳選してコンパクトにまとめるとよいでしょう．そのために，SデータをOデータにすることも有用よ．

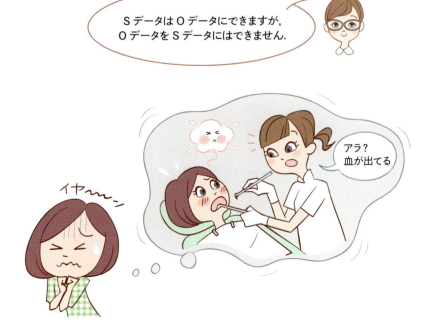

Sデータは O データにできますが，O データを S データにはできません．

ニーズ⑧　口腔健康のための行動

情報		チェックリスト	
Sデータ	Oデータ	症状・徴候	原因・関連因子
S-5：「エッ！むし歯あるんですか？ 痛くもないし気づかなかったです」	O-3：6⃣C'⎾6⃞C''	□症状・徴候がない	□原因がない
	O-4：白濁　3⎹13	■対象者は現在適切なプラークコントロールを実施していない	□ノンアドヒアランスまたはノンコンプライアンス
S-9：「う～ん．たぶん，勉強とかアルバイトとか…忙しくなってから腫れてきたような気がします．忙しくなると歯磨きが雑になるっていうか…　磨かないことはないんだけど，さっと磨いておしまいっ！　ということも多かった気がします」	O-11：PCR　77.6％		□口腔ケア用品が適切に使用できていない
	O-12：隣接面および舌口蓋側，すべてにプラーク付着	□保護者として子どもに対して，毎日口腔衛生の管理を行っていない	□保護者として適切な口腔衛生管理ができていない
	O-13：3⎹2｜唇側に縁下歯石沈着	■自分の口腔の健康管理の評価ができていない	□偏った部分的な口腔ケアを行っている
		■2年間歯科受診していない	
S-11：「一応気をつけるようにはしてたんですけど，昼はついおしゃべりに夢中になって休み時間は終わっちゃうし，夜はアルバイトが10時に終わると疲れて眠いし…結局あまり努力していないかも…．ダメだなぁ…」	O-14：3⎾3 下顎舌側歯肉縁上歯石の沈着		■全体的に口腔ケアが行えていない
			■適切な技術がない
			□身体的な能力，認識の能力に障害がある
			■口腔の保健行動が行えていない
S-13：「エッ！　やっぱり雑に磨いていたからかな…」	O-8：3年ぶりの歯科受診		□財産，資源がない

　ここでは，あきこさんの生活行動に関する情報をピックアップします．ブラッシングについては，たかみちゃんとの会話から S-5, 9 ，さらに現在の状況は S-11, 13 から把握できます． S-5, 9, 11, 13 からは疾患に関する危機感がないと思われるため，「自分の口腔の健康管理の評価ができていない」をチェックします．

＜症状・徴候＞
S-5, 9, 11, 13 → 「自分の口腔の健康管理の評価ができていない」

　S-5, 9, 11, 13 に関連して，生活行動が引き起こした口腔内の状態に関するOデータを収集（観察，検査）します（ O-3, 4, 11～14 ）．
　チェックリストでは， O-11, 12 からプラークコントロール不良と判断できるため，「対象者は現在適切なプラークコントロールを実施していない」をチェックします．また， O-3, 4 のう蝕や白濁（要観察歯）に気づいていなかったことから，「自分の口腔の健康管理の評価ができていない」もチェックできます．

<症状・徴候>

O-3, 4, 13, 14 → 「自分の口腔の健康管理の評価ができていない」

O-11, 12 → 「対象者は現在適切なプラークコントロールを実施していない」

O-8 → 「2年間歯科受診していない」

　<原因・関連因子>では，Sデータ，Oデータから「全体的に口腔ケアが行えていない」「適切な技術がない」「口腔の保健行動が行えていない」をチェックします．

④ 情報処理（解釈・分析）をする

「解釈・分析」とは，歯科衛生介入する意味を引き出すことです．事実の情報から，解決すべき問題は何かを考えていきます．問題を明らかにする際，「情報の意味」を考えることが重要です．

あきこさんの場合，情報の分類で欠落した歯科衛生ニーズは，「ニーズ③顔や口腔に関する審美的満足度」，「ニーズ④硬組織の健康状態」，「ニーズ⑤軟組織の健康状態」，「ニーズ⑦口腔健康管理の知識」，「ニーズ⑧口腔健康のための行動」です．

- 🧑 ではいよいよ，あきこさんの「解決する問題が何か」，「その問題はなぜ起こっているのか」を考えるプロセスね．
- 🧑 ますださんのときみたいに，どうして問題が起きたのかを考えずに，ただやみくもにブラッシング指導をしてしまった失敗を繰り返さないように，慎重に事実の情報から問題を考えていくように努力します．
- 🧑 大事なことは，対象者から収集した情報の意味を対象者の立場から理解して，その意味を解き明かし（解釈），得られた情報をもとに，対象者に何が起きているのか，その原因が何か，因果関係（分析）を考えていくことです．

> ■【症状・徴候】はすべて「問題」となるのか？
>
> 　現在ある【症状・徴候】が「問題」とならない場合もあります．たとえば，「歯頸部にプラークが付着していた」とします．それ自体は「問題」ではありません．そのままにしてしまった場合に起こりうること，それが「問題」なのです．この場合，「歯肉に炎症が起こる可能性があること」などが考えられます．
>
> 　「プラークはう蝕や歯周病の原因菌の塊であり，特に歯頸部に付着しているプラークは歯周病の原因となる」ということを知らなければ，「歯頸部にプラークが付着していた」という情報に注目することはできないのです．まず，その情報のもつ医学的な根拠を知っている必要があるということです．わかりやすくいうと，情報が正常か異常か判断をすることです．
>
> 　医学的根拠の第1は「その情報を発達段階の特徴と比較して考えること」です．「年齢から考えると歯の萌出が遅い」，「喪失歯が1本だけで，年齢から考えると残存歯が多い」などです．医学的根拠の第2は「検査値を比較して考えること」です．血圧，SpO_2，PPD値，PMA，PCR，う蝕活動性，RSST（反復唾液嚥下テスト）の結果などを正常値と比較して，判断につなげることです．

ニーズ③　顔や口腔に関する審美的満足度

情報

Sデータ	Oデータ
S-1:「そうです．この辺（右下の犬歯あたりを指す）の歯肉が腫れて，出血するのが気になっちゃって…」	O-1：３２｜ＰとＭに腫脹と発赤あり
S-2:「12月くらいからは友達どうしで歯石を取る実習をするらしいから，絶対にこんな口の中は見られたくないんです」	
S-3:「でも，これじゃあ，はずかしいから…」	
S-4:「そうです．もちろん歯並びも気になっているんだけど，それはすぐには治らないと思うし…」	O-2：下顎前歯部歯列不正．前歯部左側に交叉咬合．正中が合っていない

チェックリスト

症状・徴候	原因・関連因子
□症状・徴候がない	□原因がない
＊以下のような不満・訴え	□補綴物の色調の不調和
□歯	□不良補綴物
■歯肉	■歯肉の見た目の悪さ
□顔貌	□歯の見た目の悪さ
□息のにおい	□口臭
■歯列不正	■不正咬合
□くさび状欠損	□矯正装置の装着
□補綴物	□口のかわき
	■知識不足
	□教育の機会不足

解釈・分析

歯肉の腫脹や出血が気になるとの発言があり，検査結果は，歯間乳頭と辺縁歯肉に発赤・腫脹が認められた．
<mark>歯肉の見た目の悪さが原因</mark>ではずかしいと思っているが，原因をを知ろうとするような質問はなく，<mark>その原因が歯周病であることを知らない</mark>と推測できる．
対象者のデマンドは，相互実習時に友達に見られるのがはずかしいとのことであり，この状態では，<mark>相互実習に臨むことに抵抗があると推測できる</mark>．
歯並びを気にしており，下顎前歯部に歯列不正が認められた．歯列不正については歯科医師と相談していく必要がある．

クリティカルシンキング①
クリティカルシンキング②

クリティカルシンキング①　歯肉が腫脹・出血しているのは，検査の結果から歯周病であると考えられますが，あきこさんの発言からどのようにとらえているかを考えてみましょう．

クリティカルシンキング②　歯肉の見た目の悪さを気にして，きれいにしたいと思っている．この状態を放置した場合に起こる問題を考えてみましょう．

科学的根拠　歯周病の症状について確認しましょう．

🧑‍⚕️ 初診時に「ニーズ③」と「ニーズ⑦」について説明しました．その理由は，あきこさんのデマンドが，主訴でもある「歯ぐきの見た目の悪さを気にしてはずかしい」というところを解決していきたかったからです．でも，歯周病が原因であることがわかっていない様子だったので，知識面の「ニーズ⑦」も指導しました．

🧑‍⚕️ 複数の問題があった場合は，どのように問題が関係しているかを考えて解釈・分析するといいわね．「ニーズ③」から考えみて．

🧑‍⚕️ はい．ここで問題になるのは，歯ぐきの見た目の悪さを気にしているあきこさんが，12月の相互実習を受けることに抵抗感をもつ可能性があること，また，歯科衛生士学校の学生だから将来勉強するでしょうけど，現在は歯周病がその原因であることがわからないことだと思います．

🧑‍⚕️ そうね．顔貌のイメージを問題にしているのよね．その状態を放置してしまうことで起こる問題を考えることが大事よ．次に「ニーズ⑦」は？

🧑‍⚕️ 歯周病の症状である歯肉の腫脹や出血があることに気づいているのに，その原因

や進行，改善方法などを知らないことから放置していたと考えました．

"知らないことの原因"が何かを考えることも大切ね．問題に対して原因が複数ある場合が多いのよ．

あきこさんの場合は「勉強やアルバイトが忙しいと歯磨きも雑になる」から，自分が歯周病にかかっていることに関して危機感がないことが原因じゃないかな．

そう言ってたわよね．何か症状や徴候があるということは，その人の考え方，価値観を知ることが大事よ．

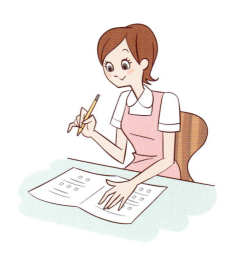

次に「ニーズ④」．う蝕についてはどう考える？

まき院長の診査で二次う蝕が見つかりましたが，あきこさんは気づいていない状態でした．SM，LB値が高く，DMFTも多いため，う蝕のリスクが高いと考えられます．しかし，現在ある情報では，その原因を推測することができないため，次回，追加して情報を収集していきます．この状態が続くとう蝕が進行してしまいます．

そうね．歯科衛生士の介入で解決することができないう蝕の治療などは，歯科医師が行うことになります．でも，今後う蝕を予防することが必要なため，「ニーズ⑧口腔健康のための行動」で考えていきます．

ニーズ④　硬組織の健康状態

情報		チェックリスト	
S データ	O データ	症状・徴候	原因・関連因子
S-5：「エッ！ むし歯あるんですか？ 痛くもないし気づかなかったです」 S-6：食事2回／日 S-7：間食2〜3回／日（飴・甘味飲料）	O-3：6̲C″, 6̄C″ O-4：白濁　3｜13 O-5：CRT bacteria SM（100万），LB（10万） O-6：CRT buffer（緑） O-7：唾液分泌量：1.8 mL／分 O-8：3年ぶりの歯科受診	□症状・徴候がない □咀嚼できない，咀嚼しづらいという訴え □不良補綴物 □摩耗 □咬合性外傷による動揺（2度以上） □喪失歯，欠損歯 ■う蝕（COを含む） □義歯不適合 □骨隆起	□原因がない ■S.mutansとその感染 ■不適切な栄養摂取 □フッ化物配合歯磨剤や洗口剤の未使用 ■教育不足 ■自己観察不足 ■定期的な歯科受診をしないこと □プラークコントロール不足 □唾液分泌の不足（唾液量減少，粘稠度高，唾液緩衝能低） □悪習癖や態癖

解釈・分析

う蝕や白濁が認められるが対象者は気づいておらず，驚いている．　**クリティカルシンキング①**

う蝕に関して今後学ぶであろうが，現在は口腔内の観察力がなく，教育を受けていないと推測できる．　**クリティカルシンキング②**

う蝕活動性試験の結果は，唾液分泌量は多いがSM，LBともに高く，唾液緩衝能の結果も中程度でう蝕リスクが高いと考えられる．

DMFTが8本である．これは歯科疾患実態調査の15〜19歳DMFT「3.2本」と比較して高く，う蝕の経験値が高い．

食生活については1日2回の食事と間食に飴を食べるという情報のみであるが，SM値やLB値が高く，DMFTも高いため，対象者の生活習慣や食生活について情報収集すべきである．

この状態が続くと，う蝕の状態が進行するか新たにう蝕が発生する可能性がある．　**クリティカルシンキング③**

う蝕については歯科衛生介入で解決可能な問題ではないので，歯科医師の治療となる．

対象者の強み	データ不足・ギャップ
歯科衛生士学校の学生でこれから学ぶことができる．	

クリティカルシンキング①　診査の結果，二次う蝕が認められましたが，あきこさんの発言から，どのようにとらえているかを考えてみましょう．

クリティカルシンキング②　う蝕活動性試験の結果を正常値と比較してみましょう．
【CRT bacteria SM】唾液中のミュータンスレンサ球菌の菌数（1 mL中）．クラス0〜1：10万以下，クラス2：10万〜100万，クラス3：100万以上
【CRT bacteria LB】唾液中のラクトバチラス菌の菌数（1 mL中）．クラス0：1,000以下，クラス1：1万以上，クラス2：10万以上，クラス3：100万以上
【CRT buffer】唾液分泌量の測定．ハイリスク③：0.5 mL／分未満，リスク②：0.5〜0.8 mL／分，ローリスク①：0.9〜1.1 mL／分，ノーリスク⓪：1.2 mL／分以上．
【CRT buffer】唾液緩衝能の検査：低→黄色，中→緑色，高→青色

クリティカルシンキング③　う蝕のリスク状態をそのままにしておくと起きる状態を推測してみましょう．

科学的根拠　う蝕の知識として原因・進行・症状・改善方法を確認しましょう．

ニーズ⑤　軟組織の健康状態

情報		チェックリスト	
Sデータ	Oデータ	症状・徴候	原因・関連因子
S-1：「そうです．この辺（右下の犬歯あたりを指さす）の歯肉が腫れて，出血するのが気になっちゃって…」	O-9：PD 4 mm ③ 近心	□症状・徴候がない	□原因がない
	O-10：BOP（＋） 　　　　　4　3　｜　2 　　　　　5 3 2 1｜1 3 4 5	□口腔内・口腔外に痛みを感じる障害がある	□微生物の感染に対する宿主の反応（リスク）がある
S-8：「気がついたのは2週間くらい前です」		■歯肉が発赤している	■適切な口腔保健行動が行えていない
S-9：「う〜ん．たぶん，勉強とかアルバイトとか…　忙しくなってから腫れてきたような気がします．忙しくなると歯磨きが雑になるっていうか…　磨かないことはないんだけど，さっと磨いておしまいっ！　ということも多かった気がします」	O-1：3 2｜ PとMに腫脹と発赤あり	■歯肉が腫脹している	□適切な習慣としての栄養を摂取できていない
		■歯肉から出血がある	□適切な習慣としての禁煙が行えていない
		■歯周ポケットがある	□適切な全体的な疾患の管理が行えていない（糖尿病，免疫不全，ウイルス感染，HIV）
		□4 mm以上のアタッチメントロスがある	
		□歯槽粘膜に問題がある	■定期的な歯科健康診査が行えていない
		□口腔乾燥がある	
		□栄養不足の徴候が口腔内にある（アフタなど）	

解釈・分析

2週間前から歯肉の腫れや出血が気になっていたとのこと．検査の結果，深いポケットの部位もあり，腫脹と発赤，出血が認められた．磨けば治るという漠然とした知識はあるが，勉強やアルバイトが忙しいと雑になってしまうとの発言があった．
健康に対する危機感がなく，楽観的な考え方から適切な保健行動が身についていないと推測できる．その理由は，中学3年生以降定期的な歯科健康診査を受けておらず，専門的な口腔衛生管理を受けることがなかったことが関連していると考えられる．
この状態が続くと歯肉の炎症が悪化する恐れがある．

　　　　　　　　　　　　　　　　　　クリティカル　　　　クリティカル
　　　　　　　　　　　　　　　　　　シンキング②　　　　シンキング①

クリティカルシンキング①　歯肉が腫脹・出血しているのは，検査の結果から歯周病であると推測できるが，あきこさんの発言からどのようにとらえているのかを考えてみましょう．

クリティカルシンキング②　歯肉の腫脹や出血をそのままにしておくと起きる状態を推測してみましょう．

科学的根拠　歯周病の知識として原因・進行・症状・改善方法を確認しましょう．

次に「ニーズ⑤」を考えてみて．
歯肉の腫脹や出血など歯周病に関する症状や徴候が認められます．この状態を放置すると，歯周病の症状が進行してしまうことになります．その原因としては，忙しくなると歯磨きが雑になって，適切なプラークコントロールができていないことや，中学3年生のとき以来，定期的に受診していないことが考えられます．

ニーズ⑦　口腔健康管理の知識

情報

Sデータ	Oデータ
S-8：「気がついたのは2週間くらい前です」	O-1：3̄2̄ PとMに腫脹と発赤あり
S-9：「う〜ん．たぶん，勉強とかアルバイトとか… 忙しくなってから腫れてきたような気がします．忙しくなると歯磨きが雑になるっていうか… 磨かないことはないんだけど，さっと磨いておしまいっ！ということも多かった気がします」	O-9：PD 4 mm, 3̄ 近心
	O-10：BOP(+)
	4 3 ｜ 2 　　5 3 2 1 ｜ 1 3 4 5
S-10：「それが大きな原因のような気がします」	O-2：下顎前歯部歯列不正．前歯部左側に交叉咬合．正中が合っていない
S-12：「実習は12月なのでまだまだ先のことかな，大丈夫かなって思っていました．もうすぐ夏休みなので，チャンスかなと思って今日来たんです」	O-15：唾液の量がプラーク付着に影響することはわかっていない

チェックリスト

症状・徴候	原因・関連因子
■症状・徴候がない	□原因がない
□対象者より質問がある	■知識が不足している
□対象者は情報を誤って解釈している	□情報を暴露することが不足している
■対象者に口腔疾患について理解していない	
□対象者は毎日のセルフケア（口腔のバイオフィルムや宿主の反応の重要性，バイオフィルムの除去方法）の理論的根拠・正当性を理解していない	
□対象者は全身疾患と口腔疾患の関連を理解していない	

解釈・分析

歯肉の腫脹や出血することに気づいていて，何とかしたいとの思いはあるが，2週間放置していた．

検査の結果，深いポケットの部位もあり，歯肉からの出血，腫脹と発赤が認められた．

ブラッシングが雑になったことで腫れたり出血するという浅い知識はあるが，歯科衛生士学校の学生として歯周病について知りたいという発言がない．

12月の相互実習のために8月の夏休みを利用して治したいとのことであるが，この時期に受診することで12月の相互実習に間に合わせたいことが目的であって，健康に関する危機感がなく楽観的である．

歯科衛生士から歯肉の腫脹や炎症の原因がプラークであることを伝えた際，授業で学んだとの発言はあったが，歯周病の病態について知りたいとの発言は出なかった．

また，唾液量がプラーク付着の要因の一つであることも知らなかった．

歯科医師の診査により二次う蝕が見つかったが，「痛みもなく気づかなかった」との発言があった．また，白濁もみられた． 　　　　　　　クリティカルシンキング①

歯周病やう蝕の知識を知らない原因は，歯周病やう蝕についての教育を受けていないことと，健康に対して楽観的であり危機感がない．自ら歯周病やう蝕の原因や進行，改善方法を知ろうとする姿勢が認められない．

この状態が続くと，自分の現状と病態を比較することができない． 　　クリティカルシンキング②

クリティカルシンキング①　歯肉が腫脹・出血していることを2週間前から気づいていますが，放置していた原因，二次う蝕があったにもかかわらず，気づいていない原因を考えてみましょう．

クリティカルシンキング②　歯周病やう蝕に関する質問などの発言がないことから，この状態が続くと起こる問題を考えてみましょう．

科 学 的 根 拠　歯周病やう蝕の知識として原因・進行・症状を確認しましょう．

ニーズ⑧　口腔健康のための行動

情　報		チェックリスト	
Sデータ	Oデータ	症状・徴候	原因・関連因子
S-5:「エッ！むし歯あるんですか？　痛くもないし気づかなかったです」	O-3:⑥C"，⑥C"	□症状・徴候がない	□原因がない
	O-4:白濁　3│13	■対象者は現在適切なプラークコントロールを実施していない	□ノンアドヒアランスまたはノンコンプライアンス
S-9:「う〜ん．たぶん，勉強とかアルバイトとか…忙しくなってから腫れてきたような気がします．忙しくなると歯磨きが雑になるっていうか… 磨かないことはないんだけど，さっと磨いておしまいっ！ということも多かった気がします」	O-11:PCR　77.6%	□保護者として子どもに対して，毎日口腔衛生の管理を行っていない	□口腔ケア用品が適切に使用できていない
	O-12:隣接面および舌口蓋側，すべてにプラーク付着	■自分の口腔の健康管理の評価ができていない	□保護者として適切な口腔衛生管理ができていない
	O-13:3│2 唇側に縁下歯石沈着	■2年間歯科受診を受けていない	□偏った部分的な口腔ケアを行っている
S-11:「一応気をつけるようにはしてたんですけど，昼はついおしゃべりに夢中になって休み時間は終わっちゃうし，夜はアルバイトが10時に終わると疲れて眠いし…結局あまり努力していないかも… ダメだなぁ…」	O-14:3+3 下顎舌側歯肉縁上歯石の沈着		■全体的に口腔ケアが行えていない
			■適切な技術がない
			□身体的な能力，認識の能力に障害がある
			■口腔の保健行動が行えていない
S-13:「エッ！ やっぱり雑に磨いていたからかな…」	O-8:3年ぶりの歯科受診		□財産，資源がない

解　釈　・　分　析

クリティカルシンキング①

二次う蝕にも気づいておらず，自分の口腔内の健康管理の評価ができていない．

3年前にTBIを受けて，PCRが24%と低下したが，==口腔ケアの技術が定着しなかった==のではないかと考えられる．

また「忙しくなると雑に磨いている」との発言があり，==健康に対する危機感がなく，問題意識が低いことが原因で，口腔ケアの技術が発揮されていない，あるいは覚えていないこと==が推測される．

この状態が続くと，==自分にあった口腔衛生習慣が確立されなくなってしまう==と考えられる．

クリティカルシンキング②

クリティカルシンキング①　むし歯があることに気づいていないことや，プラークや歯石が付着している口腔内についてあきこさんの発言から何が原因かを考えてみましょう．

クリティカルシンキング②　プラークや歯石の付着状態が続いてしまうと起きる問題について，考えてみましょう．

科　学　的　根　拠　歯周病の改善方法を確認しましょう．

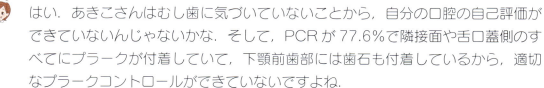

次に健康に関する行動についての「ニーズ⑧」について考えてみて．

はい．あきこさんはむし歯に気づいていないことから，自分の口腔の自己評価ができていないんじゃないかな．そして，PCRが77.6%で隣接面や舌口蓋側のすべてにプラークが付着していて，下顎前歯部には歯石も付着しているから，適切なプラークコントロールができていないですよね．

そうね．でも3年前に来院したときには，PCRを24%まで下げることができていたのよね．

そうかっ！ いまは技術が発揮できていないのが原因の一つかもしれないけど，歯周病や健康に対して問題意識がなくて，その原因は健康に対しての危機感がないことが原因ではないかと思います．

たかみちゃん，よくわかったわね．

現在ある事実の情報からだと，この「解釈・分析」が精一杯ですね．しかし，人の価値観や知識，そして行動は対象者を取り巻く人びと（家族や友人など）や環境によって左右されます．これらについても情報収集する必要がある場合があります．

次は複数あった問題がどのように関連しているのか考えてみましょう．その場合，関係図（図2-1）を活用すると，対象者を包括的にとらえることができるわよ．

あきこさんの場合，歯科衛生士が介入する必要のある「ニーズ③，④，⑤，⑦，⑧」でした．どうして問題が起きたかを解釈・分析したポイントを書き込んでみます．

このように関係図に書き込んでいくことで，気づいたことはありますか．

まず，あきこさんのデマンドであり主訴である「ニーズ③」の「歯ぐきの見た目の悪さを何とかしたい」が一番に来て，その原因を考えていくと，その人の価値観や考え方がもとになって行動を起こしているんですね．だから「ニーズ⑦」で歯周病についての正しい知識を指導することで，「ニーズ⑧」の健康に対する保健行動が改善され，必然的に「ニーズ⑤」の歯周病が改善される．そして最終的に，歯肉の見た目の悪さが改善される，ということになるんですね．また，「ニーズ④」については，生活習慣も見直していく必要がありそうです．

歯科衛生過程を活用してみえてきた問題を，事実の情報から原因を考えていくと，やみくもにブラッシング指導を計画することにはならないで，問題の本質に向き合うことができたわね．では，まき院長に解釈分析と関係図の説明をしてきましょうね．

人口学的側面
19歳　女性
社会経済的側面
歯科衛生士学校の学生（第1学年）
文化的側面（宗教，教養など）

対象者の考え
7　口腔健康管理の知識

歯周病の病態を知らない原因は，歯周病についての教育を受けていないことと，歯周病に対して楽観的であり，危機感がなく自ら歯周病の原因や進行，改善方法を知ろうとする姿勢が認められない．
この状態が続くと，自分の現状と病態を比較することができない．

心理的側面
2　歯科衛生介入に対する不安やストレス
3　顔や口腔に関する審美的満足度

歯肉の見た目の悪さが原因ではずかしいと思っているが，原因を知ろうとするような質問はなく，その原因が歯周病であることを知らないと推測できる．
対象者のデマンドは，相互実習時に友達に見られるのがはずかしいとのことであり，この状態では相互実習に臨むことに抵抗があると推測できる．

保健行動
8　口腔健康のための行動

3年前にTBIを受け，PCRが24%と低下したが，口腔ケアの技術が定着できなかったのではないかと考えられる．また「忙しくなると雑に磨いている」との発言があり，健康に対する危機感がなく，問題意識が低いことが原因でと考えられる．そのため，口腔ケアの技術が発揮されていないのか覚えていないのか，現在のブラッシングを確認する必要がある．
この状態が続くと，自分にあった口腔衛生習慣が確立されなくなってしまうと考えられる．

生物学的側面
1　身体の健康状態
4　硬組織の健康状態

う蝕や白濁が認められるが対象者は気づいておらず，驚いており，口腔内の観察力がなく，教育を受けていないと推測できる．またSM，LBともに高く，唾液緩衝能の結果も中程度でう蝕リスクが高い．DMFTが8本でう蝕の経験値が高い．この原因を考えるとき，対象者の生活習慣や食生活について情報収集すべきである．う蝕リスクが高いため，う蝕の状態が進行するか新たにう蝕が発生する可能性がある．

5　軟組織の健康状態

健康に対する危機感がなく，楽観的な考え方から，適切な保健行動が身についていないと推測できる．その原因は中学3年生以降，定期的な歯科健診を受けておらず，専門的な口腔衛生管理を受ける機会がなかったことが最大の原因と考えられる．この状態が続くと，歯肉の炎症が悪化する恐れがある．

6　頭頸部の疼痛や不快感

QOL

対象者を取り巻く人びと

環境

図2-1　歯科衛生アセスメントにおける情報収集の内容と歯科衛生ニーズとの関係図（一例）

関連図は，価値観や考え，生活，環境との相互作用などを考慮して対象者を包括的にとらえるものです．
事例によって矢印の方向が追加されたり，削除されたりします．

2 歯科衛生診断

歯科衛生診断では，対象者が抱える「歯科衛生上の問題」を診断します．
歯科衛生診断文の作成は，情報の統合，すなわち情報の解釈・分析から問題や原因・関連因子を拾いだして，診断句と原因句を考えます．

1 歯科衛生診断文の作成

- 「情報の統合」についてもう一度整理してみましょう．「歯科衛生アセスメントにおける情報収集の内容と歯科衛生とニーズとの関係図」（p.78）をもう一度見てみましょう．情報を収集して整理し，情報のもつ意味を考えたのち，歯科衛生診断を行うためにそれらを統合し，全体像を把握することが必要よ．
- 【問題になること】【原因・関連因子】【強み】【データ不足】が考えやすくなりますね．
- 問題点を探して解決しようとする「問題解決思考」，よい部分を探して伸ばそうとする「ポジティブ思考」の視点が大切よ．
- 歯科衛生ニーズごとにアセスメントしていった結果，もう一度対象者の全体を見つめて，何が起きているのか，どの問題が優先順位なのか考えていくことができるわね．

診断句は，
　①何（診断概念）が
　②どうなって（判断）
　③どんな問題の型
を表現することが原則です．

歯科衛生診断文＝診断句（対象者の問題を示す）＋原因句（原因・関連因子を示す）

診断句はできるだけ簡潔に表現し，病名や問題があることを示している根拠でしかない症状・徴候を使わないようにします．

歯科衛生診断文の作成→診断句と原因句を表記します．

ニーズ③　顔や口腔に関する審美的満足度

情報

Sデータ	Oデータ
S-1：「そうです．この辺（右下の犬歯あたりを指さす）の歯肉が腫れて，出血するのが気になっちゃって…」	O-1：３２ＰとＭに腫脹と発赤あり
S-2：「12月くらいからは友達どうしで歯石を取る実習をするらしいから，絶対にこんな口の中は見られたくないんです」	（強み）
S-3：「でも，これじゃあ，はずかしいから…」	
S-4：「そうです．もちろん歯並びも気になっているんだけど，それはすぐには治らないと思うし…」	O-2：下顎前歯部歯列不正．前歯部左側に交叉咬合．正中が合っていない

チェックリスト

症状・徴候	原因・関連因子
□症状・徴候がない	□原因がない
＊以下のような不満・訴え	□補綴物の色調の不調和
□歯	□不良補綴物
■歯肉	■歯肉の見た目の悪さ
□顔貌	□歯の見た目の悪さ
□息のにおい	□口臭
■歯列不正	■不正咬合
□くさび状欠損	□矯正装置の装着
□補綴物	□口のかわき
	■知識不足
	□教育の機会不足

解釈・分析

歯肉の腫脹や出血が気になるとの発言があり，検査結果は，歯間乳頭と辺縁歯肉に発赤・腫脹が認められた．
歯肉の見た目の悪さが原因ではずかしいと思っているが，原因をを知ろうとするような質問はなく，その原因が歯周病であることを知らないと推測できる．

（対象者の問題を示す「診断句」／原因・関連因子を示す「原因句」）

対象者のデマンドは，相互実習時に友達に見られるのがはずかしいとのことであり，この状態では，相互実習に臨むことに抵抗があると推測できる．

歯並びを気にしており，下顎前歯部に歯列不正が認められた．歯列不正については歯科医師と相談していく必要がある．

対象者の強み	データ不足・ギャップ
・歯肉の腫脹や出血を自覚している（羞恥心もある）． ・歯並びを気にしている（口腔に関心をもちはじめている）． ・歯科衛生士学校の学生でこれから学ぶことができる．	

歯科衛生診断

診断句	原因句	
下顎前歯部の審美に対する不満	・歯肉の見た目の悪さ ・歯周病についての知識不足	種別： 優先順位：

（対象者の問題を示す「診断句」／原因・関連因子を示す「原因句」）

診断句の表現方法の例です．
- 歯肉の炎症反応が　進行する　恐れがある状態
- 歯肉の炎症反応が　進行している　状態

診断句はできるだけ簡潔に，病名や症状・徴候を使用しないようにしましょう．
 歯科衛生ヒューマンニーズのアセスメントシート（p.61）の原因・関連因子の部分を参考にするとわかりやすいですね．
 そうね．確認しながら進めるといいわよ．

問題	原因関連因子として考えられること
下顎前歯部の審美に対する不満	相互実習に臨むことに抵抗があると推測できる

診断概念	判断	問題の型
下顎前歯部の審美に対する	不満が	ある状態

診断句はできるだけ簡潔に！

診断句	原因句
下顎前歯部の審美に対する不満	・歯肉の見た目の悪さ ・歯周病についての知識不足

強み	データ不足・ギャップ
口腔に関心をもちはじめている	

対象者の強みをアセスメントします．目標や具体策の計画立案には対象者の自己決定がポイント！　対象者がもつ力を有効活用！

データ不足は現在不足している情報のこと，ギャップはOデータとSデータが一致していないことですね．対象者の問題を明らかにするにはこの2つを解消！ですね．

ニーズ④　硬組織の健康状態

解釈・分析

う蝕や白濁が認められるが対象者は気づいておらず，驚いている．
う蝕に関して今後学ぶであろうが，現在は口腔内の観察力がなく，教育を受けていないと推測できる．
う蝕活動性試験の結果は，唾液分泌量は多いが SM，LB ともに高く，唾液緩衝能の結果も中程度でう蝕リスクが高いと考えられる．
DMFT が 8 本である．これは歯科疾患実態調査の 15〜19 歳 DMFT「3.2 本」と比較して高く，う蝕の経験値が高い．
食生活については1日2回の食事と間食に飴を食べるという情報のみであるが，SM 値や LB 値が高く，DMFT も高いため，対象者の生活習慣や食生活について情報収集すべきである．
この状態が続くと，う蝕の状態が進行するか新たにう蝕が発生する可能性がある．
う蝕については歯科衛生介入で解決可能な問題ではないので，歯科医師の治療となる．

原因・関連因子を示す「原因句」

対象者の問題を示す「診断句」

対象者の強み	データ不足・ギャップ
歯科衛生士学校の学生でこれから学ぶことができる．	

歯科衛生診断

診断句	原因句	
う蝕亢進のリスク状態（白濁）	・口腔内の観察不足 ・う蝕予防の教育不足 ・多量のう蝕原因菌（SM, LB）保有	種　別： 優先順位：

問題	原因・関連因子と考えられること
う蝕の状態が進行するか，新たにう蝕が発生する可能性がある	・う蝕や白濁が認められるが，対象者は気がついておらず，驚いている． ・口腔内の観察力がなく，教育を受けていないと推測できる． ・う蝕活動性試験の SM，LB ともに高く，唾液緩衝能の結果も中程度でう蝕リスクが高い． ・う蝕の経験値が高い．

診断概念	判断	問題の型
う蝕が	亢進する	恐れがある状態

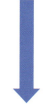

診断句	原因句
う蝕亢進のリスク状態（白濁）	・口腔内の観察不足 ・う蝕予防の教育不足 ・多量のう蝕原因菌（SM, LB）保有（4日後に追加）

強み	データ不足・ギャップ
歯科衛生士学校の学生でこれから学ぶことができる．	

う蝕の治療は歯科医師による治療．
歯科衛生診断では行わないのよ．

ニーズ⑤　軟組織の健康状態

解釈・分析

2週間前から歯肉の腫れや出血が気になっていたとのこと．検査の結果，深いポケットの部位もあり，腫脹と発赤，出血が認められた．

磨けば治るという漠然とした知識はあるが，勉強やアルバイトが忙しいと雑になってしまうとの発言があった．

健康に対する危機感がなく，楽観的な考え方から<u>適切な保健行動が身についていない</u>と推測できる．その理由は，中学3年生以降<u>定期的な歯科健康診査を受けておらず</u>，<u>専門的な口腔衛生管理を受ける機会がなかった</u>ことが関連していると考えられる．

この状態が続くと<u>歯肉の炎症が悪化する恐れがある</u>．　← 対象者の問題を示す「診断句」　　原因・関連因子を示す「原因句」

対象者の強み	データ不足・ギャップ
・歯肉の腫脹や出血を自覚している（羞恥心もある）． ・自らのブラッシングで改善できるという知識はある． ・歯科衛生士学校の学生でこれから学ぶことができる．	対象者の人間関係や環境

歯科衛生診断

診断句	原因句	
歯肉の炎症の亢進状態	・定期的歯科受診の不足 ・自己管理のための行動不足	種　別： 優先順位：

　　　　対象者の問題を示す「診断句」　　　　　　原因・関連因子を示す「原因句」

問題	原因・関連因子と考えられること
歯肉の炎症の亢進状態	・定期的に歯科受診していない． ・適切な口腔保健行動が行えていない．

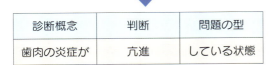

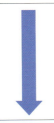

診断概念	判断	問題の型
歯肉の炎症が	亢進	している状態

診断句	原因句
歯肉の炎症の亢進状態	・定期的歯科受診の不足 ・自己管理のための行動不足

強み	データ不足・ギャップ
・歯肉の腫脹を自覚している（羞恥心もある）． ・自らのブラッシングで改善できるという知識はある． ・歯科衛生士学校の学生でこれから学ぶことができる．	・対象者の人間関係や環境

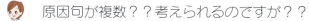原因句が複数？？考えられるのですが？？
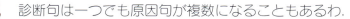診断句は一つでも原因句が複数になることもあるわ．
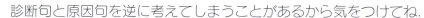診断句と原因句を逆に考えてしまうことがあるから気をつけてね．
そこは大丈夫です！　診断句は「対象者の問題を示す」，原因句は「原因・関連因子を示す」，いつも気をつけて確認しています！

	診 断 句	原 因 句
ニーズ⑤	定期検診の未受診	歯肉の炎症の亢進

定期検診の未受診 → 原因・関連因子を示す「原因句」

歯肉の炎症の亢進 → 対象者の問題を示す「診断句」

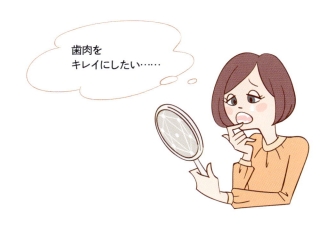

歯肉をキレイにしたい……

ニーズ⑦　口腔健康管理の知識

解釈・分析

歯肉の腫脹や出血することに気づいていて，何とかしたいとの思いはあるが，2週間放置していた．

検査の結果，深いポケットの部位もあり，歯肉からの出血，腫脹と発赤が認められた．

ブラッシングが雑になったことで腫れたり出血するという浅い知識はあるが，歯科衛生士学校の学生として歯周病について知りたいという発言がない．

12月の相互実習のために8月の夏休みを利用して治したいとのことであるが，この時期に受診することで12月の相互実習に間に合わせたいことが目的であって，健康に関する危機感がなく楽観的である．

歯科衛生士から歯肉の腫脹や炎症の原因がプラークであることを伝えた際，授業で学んだとの発言はあったが，歯周病の病態について知りたいとの発言は出なかった．

また，唾液量がプラーク付着の要因の一つであることも知らなかった．

歯科医師の診査により二次う蝕が見つかったが，「痛みもなく気づかなかった」との発言があった．

また，白濁もみられた．

歯周病やう蝕の知識がない原因は，歯周病やう蝕についての教育を受けていないことと，健康に対して楽観的であり，危機感がない．自ら歯周病やう蝕の原因や進行，改善方法を知ろうとする姿勢が認められない．

この状態が続くと，自分の現状と病態を比較することができない．

対象者の強み	データ不足・ギャップ
・歯科衛生士学校の学生でこれから学ぶことができる． ・観察可能な部位は治したいという意欲がある．	

歯科衛生診断

診断句	原因句	
口腔疾患と自身の状態把握の知識不足	・う蝕についての知識不足 ・歯周病についての知識不足 ・歯周病についての教育の機会不足 ・健康に関する危機感の不足	種　別： 優先順位：

原因・関連因子を示す「原因句」

対象者の問題を示す「診断句」

原因・関連因子を示す「原因句」

対象者の問題を示す「診断句」

問題	原因・関連因子と考えられること
・歯周病やう蝕が疑われる症状や検査結果であるが，2週間放置している．歯科衛生士学校の学生として歯周病やう蝕について知りたいという発言がなく，健康に対する危機感がなく楽観的である． ・この状態が続くと自分の現状と病態を比較できない．	・歯周病やう蝕に関する教育を受けていない． ・健康に対して楽観的であり，自ら歯周病やう蝕の原因や進行，改善方法を知ろうとする姿勢が認められない． ・歯周病やう蝕の病態について知りたいとの発言が出なかった．

診断概念	判断	問題の型
口腔疾患と自身の状態把握の知識が	不足	している状態

診断句	原因句
口腔疾患と自身の状態把握の知識不足	・う蝕についての知識不足 ・歯周病についての知識不足 ・歯周病についての教育の機会不足 ・健康に関する危機感の不足

強み	データ不足・ギャップ
・歯科衛生士学校の学生でこれから学ぶことができる． ・観察可能な部位は治したいという訴えがある．	

ニーズ⑧ 口腔健康のための行動

解釈・分析

二次う蝕にも気づいておらず，自分の口腔内の健康管理の評価ができていない．

3年前にTBIを受けて，PCRが24％と低下したが，口腔ケアの技術が定着しなかった のではないかと考えられる．

また「忙しくなると雑に磨いている」との発言があり，健康に対する危機感がなく，問題意識が低いことが原因で，口腔ケアの技術が発揮されていない，あるいは覚えていないこと が推測される．

この状態が続くと，自分にあった口腔衛生習慣が確立されなくなってしまう と考えられる．

（対象者の問題を示す「診断句」）
（原因・関連因子を示す「原因句」）

対象者の強み	データ不足・ギャップ
歯科衛生士学校の学生でこれから学ぶことができる．	・中学3年生のときに受けたTBIの内容 ・現在のブラッシング方法 ・対象者の人間関係や環境

歯科衛生診断

診断句	原因句	
自己管理のための行動不足	・健康に関する危機感の不足 ・問題意識の欠落 ・歯列に即した口腔ケア技術の不足	種別： 優先順位：

（対象者の問題を示す「診断句」）
（原因・関連因子を示す「原因句」）

問題	原因・関連因子と考えられること
自分に合った口腔衛生習慣が確立されなくなってしまう．	・歯列に即した口腔ケア技術が定着しなかった． ・健康に対する危機感がなく，問題意識が低いことが原因で，口腔ケアの技術が発揮されていないのか，覚えていない．

診断概念	判断	問題の型
自己管理のための行動が	不足	している状態

診断句	原因句
自己管理のための行動不足	・健康に関する危機感の不足 ・問題意識の欠落 ・歯列に即した口腔ケア技術の不足

強み	データ不足・ギャップ
歯科衛生士学校の学生でこれから学ぶことができる．	・中学3年生のときに受けたTBIの内容 ・現在のブラッシング方法 ・対象者の人間関係や環境

原因句があいまいにならないように注意してね．
原因・関連因子をできるだけ具体的に表現する，ですよね？？
そうよ．チェックリストの「知識が不足している」にチェックしてもそのままの記入ではわからないわよね．「なんの知識が不足しているのか」を記入するように．

これであきこさんの問題が明確化されたわね．
はい．問題がたくさんあがったので，どれから先にとりかかればいいのか迷います……
まずは，歯科衛生診断の診断状態によって3種類に分類することができたわよね．あらかじめ3種類に分類しておくと，次の優先順位を決定するときに助かるわ．
診断状態って，確か問題焦点型（実在型），リスク型とか……
そう．それね！ じゃあ「ニーズ③」から見ていきましょう！ 分類のポイントは，この3つね．

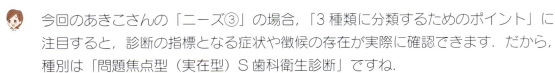

■歯科衛生診断を3種類に分類するための3つのポイント
① 診断の指標となる症状や徴候の存在が確認できるか？（注目1）．
② 問題に関連のある原因となる手掛りがあるか？（注目2）．
③ 歯科衛生診断文の問題の型はどれか？（注目3）．

今回のあきこさんの「ニーズ③」の場合，「3種類に分類するためのポイント」に注目すると，診断の指標となる症状や徴候の存在が実際に確認できます．だから，種別は「問題焦点型（実在型）S歯科衛生診断」ですね．
そうよ．その他のニーズについても同じようにやってみてね．

ニーズ③ 顔や口腔に関する審美的満足度

情報

Sデータ	Oデータ
S-1:「そうです．この辺（右下の犬歯あたりを指さす）の歯肉が腫れて，出血するのが気になっちゃって…」	O-1：3̅2̅｜PとMに腫脹と発赤あり
S-2:「12月くらいからは友達どうしで歯石を取る実習をするらしいから，絶対にこんな口の中は見られたくないんです」	
S-3:「でも，これじゃあ，はずかしいから…」	
S-4:「そうです．もちろん歯並びも気になっているんだけど，それはすぐには治らないと思うし…」	O-2：下顎前歯部歯列不正．前歯部左側に交叉咬合．正中が合っていない

チェックリスト

症状・徴候	原因・関連因子
□症状・徴候がない	□原因がない
＊以下のような不満・訴え	□補綴物の色調の不調和
□歯	□不良補綴物
■歯肉	■歯肉の見た目の悪さ
□顔貌	□歯の見た目の悪さ
□息のにおい	□口臭
■歯列不正	■不正咬合
□楔状欠損	□矯正装置の装着
□補綴物	□口のかわき
	■知識不足
	□教育の機会不足

解釈・分析

歯肉の腫脹や出血が気になるとの発言があり，検査結果は，歯間乳頭と辺縁歯肉に発赤・腫脹が認められた．
<mark>歯肉の見た目の悪さが原因</mark>ではずかしいと思っているが，原因を知ろうとするような質問はなく，<mark>その原因が歯周病であることを知らない</mark>と推測できる． 注目1 注目2

対象者のデマンドは，相互実習時に友達に見られるのがはずかしいとのことであり，この状態では，<mark>相互実習に対して臨むことに抵抗がある</mark>と推測できる．

歯並びを気にしており，下顎前歯部に歯列不正が認められた．歯列不正については歯科医師と相談していく必要がある．

対象者の強み	データ不足・ギャップ
・歯肉の腫脹や出血を自覚している（羞恥心もある）． ・歯並びを気にしている（口腔に関心をもちはじめている）． ・歯科衛生士学校の学生でこれから学ぶことができる．	

歯科衛生診断

診断句	原因句	
下顎前歯部の審美に対する不満	・歯肉の見た目の悪さ ・歯周病についての知識不足	種 別：問題焦点型（実在型） 優先順位：

診断概念	判断	問題の型
下顎前歯部の審美に対する	不満が	ある状態

2 優先順位の決定と歯科衛生診断の留意点

月日	優先順位	領域	歯科衛生診断文		種別
7/3	#1	ニーズ③ 顔や口腔に関する審美的満足度	〈診断句〉 〈原因句〉	下顎前歯部の審美に対する不満 ・歯肉の見た目の悪さ ・歯周病についての知識不足	問題焦点型 （実在型）
7/3	#2	ニーズ⑦ 口腔健康管理の知識	〈診断句〉 〈原因句〉	口腔疾患と自身の健康状態把握の知識不足 ・う蝕についての知識不足 ・歯周病についての知識不足 ・歯周病についての教育の機会不足 ・健康に関する危機感の不足	問題焦点型 （実在型）
7/3	#3	ニーズ⑧ 口腔健康のための行動	〈診断句〉 〈原因句〉	自己管理のための行動不足 ・健康に関する危機感の不足 ・問題意識の欠落 ・歯列に即した口腔ケア技術の不足	問題焦点型 （実在型）
7/3	#4	ニーズ⑤ 軟組織の健康状態	〈診断句〉 〈原因句〉	歯肉の炎症の亢進状態 ・定期的歯科受診の不足 ・自己管理のための行動不足	問題焦点型 （実在型）
7/17	#5	ニーズ④ 硬組織の健康状態	〈診断句〉 〈原因句〉	う蝕亢進のリスク状態（白濁） ・口腔内の観察不足 ・う蝕予防の教育不足 ・多量のう蝕原因菌（SM，LB）保有	リスク型

さえこ先輩，優先順位を決めました．種別の整理は，診断句の文末に注目するとわかりやすかったです．でも，問題焦点型（実在型）は，省略されているのでドキッとしました（笑）

ニーズ⑦や⑧でしょ．種別を整理したあとは何に注目して優先順位を決めたの？

問題の緊急度やマズローの欲求階層説，根源性，あきこさんの主観的苦痛度です！　これらのことを踏まえて考えてみました．
問題の種類ですが，起こる可能性のある「リスク型」より，ある状態の「問題焦点型（実在型）」から解決を図るようにするので，あきこさんの場合は，ニーズ③・⑤・⑦・⑧のすべてが優先となります．そのなかで「ニーズ③」を優先順位#1にしました．理由は3つあります．まず，あきこさんは歯科以外の現病歴や既往歴もない歯科衛生士学校の学生のため，緊急性で配慮しなくてはならないことは特に見当たりません．
そのため主観的苦痛（患者さんの訴えに基づき一番苦痛に感じていること，関心ごと）としては，「歯肉が腫れて出血する」ことです．

病因を追究するより「はずかしいから絶対にこんな口の中は見られたくない」とメイクや洋服などのおしゃれの延長線上，審美面からのデマンドに該当すると考えられます．「12月までに」という思いが強いので，ここから始めようと思います．

2つ目に，歯肉をきれいにしたいという強い気持ちがニーズ⑤・⑦・⑧の問題解決の糸口になるとも考えました．

3つ目に「歯肉が腫れて出血するのが気になる」については，「解決可能なもの」にも該当します．そのため優先順位#1としました．

なるほどね．

優先順位#2は「ニーズ⑦」にしました．自分の口腔内の問題意識を高めるためには，その意図を理解することが保健行動の原動力になると考えたからです（図2-1参照）．

優先順位#3は「ニーズ⑧」です．実施する意図，つまり歯周病やう蝕の理解が高まれば，問題の意識も徐々に高まり楽観的な考えが改まり，口腔ケアの技術が一過性のものではなく，継続できると考えました．

次に「ニーズ⑤」を行います．主観的苦痛である「ニーズ③」の「歯肉が腫れて出血する」が徐々に改善することを実感しないと，あきこさんのモチベーションが維持できないので，専門的口腔ケアを行いたいと考えました．最後にリスク型の「ニーズ④」を行います．

なるほど．いろいろと考えたのね．今後，歯科衛生計画を立案するときに，どのニーズを優先するか悩んだ場合は，仮の優先順位を決めて，先へ進んでみてもいいのよ．実際には，複数のニーズの介入が同時に実施されることもあり，実施最中の対象者の状況によって，優先順位が変更されることもあるからね．それと優先順位を考える場合，より新しく十分な情報収集とアセスメントがポイントとなるの．だから，情報不足や表面的なアセスメントになれば，その順位は大きく変わってくるから，常に情報の変化に気をつけ，対象者の心身状態に近づく努力をし，順位を考えましょうね．

今回の優先順位は，たかみちゃんが考えた医療者側のものなので，次回来院時にこの案をあきこさんに提案して進めていきましょう．

3 歯科衛生計画立案
―目標の設定・方法の決定―

歯科衛生計画は，対象者の問題解決のために，歯科衛生診断ごとに目標を設定し，どのような方法で実施（歯科衛生介入）するか計画を立てるプロセスです．すなわち，解釈・分析では"なぜそうなるのか"をまとめてきましたが，このプロセスでは"どのように"を考えていきます．

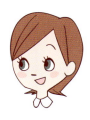

1 目標・計画設定のポイント

さあ，次は目標を立てるわよ．ルールがあるのでアドバイスしておくわね．
長期目標は，診断句に注目しながら，対象者に歯科衛生介入を行った結果，「対象者にこういう姿（態度）や反応（行動）がみられたらいいな」と対象者の最終的な態度・言動を思い浮かべて設定するの．そのとき，対象者のニーズの種別，たとえば「問題焦点型（実在型）」では，"消失する"か"軽減する"のいずれのレベルに設定するのがよいか，対象者の体力（身体能力）・意志力・知識をもとに考えて導くんだけど… あきこさんの「ニーズ③」の場合はどうかしら？

「ニーズ③」は「＜診断句＞下顎前歯部の審美に対する不満」です．これは，問題焦点型（実在型）で，あきこさん自身の身体能力，意志力，知識に特に問題はありません．テクニックや知識のうえでも，歯科衛生士学校に通っているので，むしろ将来は向上すると考えられます．

そうよね．だったら，目標のレベルはどう？

「消失する」がふさわしいと思います．

そうね．それでは次に，目標の内容を具体的にみていきましょう．主語は対象者になるから…

あきこさん，が主語になりますね！

じゃあ，どんな姿になってもらいたい？

審美に対する不満がなくなり，歯肉がきれいになって，12月の相互実習に臨めるといいですね．

そうよね．でも12月とはかなり先よね．あきこさんは歯科衛生士学生でもあるから，歯肉がきれいになるのにそこまでかからないと思うけど，いつを目標にする？

あまりに近いのも不安だし… 2カ月先でもいいですか？
それでは，いま言ったことを一度項目ごとに書いてみましょう！

項目	例
主語：誰が	あきこさんが（省略が可能）
動詞：何を	臨むことができる
状態：どのように	歯肉の見た目の悪さを改善し
尺度：どこまで	はずかしがらずに歯石除去の相互実習に
時間：いつまでに	2カ月後まで

短期目標は原因句に注目して同じ要領で作成するのよ．自力でやってみて．

今度は私がアドバイスするわね．次は具体的な介入内容を考えるわよ．

ルールはこうよ．計画を立てるときは，いつまでに，誰が，何を，どのように，どこまで行うのか，それぞれの項目を考えるの．

まず，実施の主体（文章の主語）は医療従事者，すなわち歯科衛生士であるたかみちゃんになります．ヘンダーソンによれば「体力と意志力と知識をもっていれば，他人の援助を得なくとも，人は自分で基本的ニードを充足することが可能」ということよ．これらを加味して「4W1H」を意識して考えるのよ．たとえばこんな感じ．

4W1H	例
Who：誰が	歯科衛生士（たかみちゃん）が
When：いつ	BOP検査時に
What：何を	辺縁部の擦過により出血が認められたら
Where：どこで	診療室で
How：どのように	手鏡を用いて共有する

このように具体的にしておけば，ほかの歯科衛生士でも対応できるわね．ねぇ，さえこさん．

もちろん！ みわこさんのアドバイスを参考に考えてね．

■あきこさんの健康観（p.59 参照）

　腫脹や出血を病気のサインととらえるより，見た目が悪く，口の中を見られるはずかしさが優位である．おしゃれの延長線上とし，口の中の観察も前歯部のみの注目に留まっている．病態を楽観的に考えており，気をつけて歯磨きをしたほうがいいことはわかっているが，昼休みのおしゃべりやアルバイトが優先され，保健行動までは至らないのが現状である．

　しかし，この健康観もアハハ歯科だけでなく，歯科衛生士学校における授業に影響を受けて変化していく可能性がある．

ニーズ③　#1　顔や口腔に関する審美的満足度

平成 27 年 7 月 3 日

歯科衛生診断	<診断句> 下顎前歯部の審美に対する不満 <原因句>・歯肉の見た目の悪さ 　　　　　・歯周病についての知識不足	
長期目標	あきこさんが 2 カ月後までに，歯肉の見た目の悪さを改善し，はずかしがらずに歯石除去の相互実習に臨むことができる．	
短期目標		計　画
はずかしい気持ちが軽減する． （7/3）	C-P	❶歯肉の見た目に関するはずかしさの気持ちを聴く． ❷やればできる力があることを再認識し，肯定感を支える．
	E-P	❶患者の口腔内写真を用いて，歯周病が原因で腫れていることを伝える．
	O-P	❶これからの取り組みに前向きな発言．
見た目を解決できたことに自信をもつことができる． （7/17 まで）	C-P	❶初診時，2 回目の口腔内写真を用いて，患者が $\overline{3\ 2|}$ 歯肉腫脹部位を初診時と比較する． ❷歯肉の改善した成果に対する喜びを共有し，自信がもてるようにする．
	O-P	❶改善された歯肉の変化に達成感のある発言（歯肉の状態の満足度に関する発言）． 　・「よくなってきました」 　・「血が出なくなりました」　　など
歯肉の状態に満足した発言ができる． （9/4 まで）	E-P	❶改善された症状を伝え，患者と成果を共有する．
	O-P	❶安心して相互実習に臨めることの発言（歯肉の状態の満足度に関する発言）． 　・「これではずかしくなくなりました」 　・「きれいになってよかったです」　など ❷口腔内写真を撮影し，初診時，2 回目のものと変化を観察する．

ニーズ⑦　#2　口腔健康管理の知識

平成 27 年 7 月 3 日

歯科衛生診断	<診断句> 口腔疾患と自身の健康状態把握の知識不足 <原因句>・う蝕についての知識不足 ・歯周病についての知識不足 ・歯周病についての教育の機会不足 ・健康に関する危機感の不足		
長期目標	あきこさんが3カ月後の来院時までに，歯肉腫脹や白濁が歯周病やう蝕の症状であることを説明できる．		
短期目標	計　画		
歯肉腫脹の病態と経過を述べることができる． (7/3)	E-P	❶プラークの為害作用を説明する． ❷下顎前歯部 BOP 検査時には出血した部位を，鏡を用いて一緒に確認する． ❸歯周病の病態・症状と経過（進行，治癒）を簡単に説明する．	
	O-P	❶歯肉の状態に関する発言． ❷プラークの付着，BOP，腫脹の有無と程度． ❸歯周病に対する理解度・反応．	
歯周病およびう蝕予防のために必要な保健行動を述べることができる． (7/17 まで)	E-P	❶歯周病やう蝕に影響を与えている生活行動を聞き（初診時の宿題），患者の問題となる生活行動を一緒に考える． ❷歯周病が進行した状態の写真を見せて説明する． ❸う蝕の病態・症状と経過を簡単に説明する．	
	O-P	❶授業の進行状況についての発言． ❷生活行動の改善点について発言． ❸う蝕に対する理解度・反応．	
歯間部のプラークの為害作用が説明できる． (7/24 まで)	E-P	❶鏡とフロスで歯間部に残ったプラークを確認させ，それが歯肉やう蝕に与える影響を説明する．	
	O-P	❶歯間部プラークの為害作用に対する理解度・反応． ❷生活行動についての発言．	
歯石の為害作用が説明できる． (7/24 まで)	E-P	❶歯石が歯周病に及ぼす影響を説明する．	
	O-P	❶歯石の為害作用に対する理解度・反応．	

ニーズ⑧　#3　口腔健康のための行動

平成 27 年 7 月 3 日

歯科衛生診断		＜診断句＞　自己管理のための行動不足 ＜原因句＞・健康に関する危機感の不足 　　　　　・問題意識の欠落 　　　　　・歯列に即した口腔ケア技術の不足
長期目標		あきこさんが3カ月後の来院時までに，磨きにくい部位の自己管理ができる．
短期目標		計　画
口腔検査結果から自分の歯科疾患のリスクを述べることができる． (7/17 まで)	E-P	❶前回（初診日）行った唾液検査，本日のPCRの結果の数値が示す状況を説明する． ❷叢生部分はう蝕や歯周病のリスクが高まることを説明する．
	O-P	❶歯科疾患のリスクに関する発言を確認する．
③②歯肉腫脹を改善するためにプラークを除去することができる． (7/17 まで)	C-P	❶③②のプラークを歯ブラシで除去する（術者磨き）．
	E-P	❶鏡を用いて，③②の歯頸部に歯ブラシの毛先を当てた磨き方を指導する． ❷含嗽剤・フッ化物配合歯磨剤の使用の説明．
	O-P	❶授業の進行状況についての発言． ❷③②の歯ブラシの操作法（圧・ストローク）．
歯間部のプラークを除去するためにデンタルフロスが使用できる． (8/7 まで)	C-P	❶患者が除去できないプラークをフロス・スケーラーなどを用いて完全に除去し，プロフィーカップ・ペーストを用いて全歯面を滑沢にする．
	E-P	❶歯ブラシでは歯間部のプラークは除去できないことを説明する． ❷歯間部にプラークが付着していることを手鏡を用いて確認し，デンタルフロスの操作方法を説明する．
	O-P	❶授業の進行状況についての発言． ❷デンタルフロスの操作法．
PCR30％以下のプラークコントロールを習慣化することができる． (9/4 まで)	E-P	❶PCR値に合わせたブラッシング指導を行う． ❷定期検診の必要性を説明する（セルフケアの確認）．
	O-P	❶口腔清掃状態（歯ブラシやフロスの操作を含む）の確認． ❷定期検診に関する理解度・反応．
定期検診を受ける． (10/2 まで)	E-P	❶口腔内検査の結果に応じた指導を行う．
	O-P	❶前回の口腔内検査結果と比較． ❷日常生活の歯科予防に関する言動． ❸次回の定期検診の予約に関する発言．

ニーズ⑤　#4　軟組織の健康状態

平成 27 年 7 月 3 日

歯科衛生診断	＜診断句＞　歯肉の炎症の亢進状態 ＜原因句＞・定期的歯科受診の不足 　　　　　　・自己管理のための行動不足		
長期目標	あきこさんが2カ月後までに，歯肉の炎症の亢進した状態がなくなったことを実感できる．		
短期目標	計　画		
3 2⏋の歯肉腫脹が軽減（炎症が歯間乳頭のみに限局）できる． （7/24 まで）	C-P	❶3⏌+3 のスケーリングを含む下顎のデブライドメントを行う．	
^	E-P	❶スケーリングの必要性と効果を説明する．	
^	O-P	❶3 2⏋BOP の有無． ❷3 2⏋発赤の程度．	
上顎の歯肉の炎症状態が軽減（BOP25％）できる． （8/7 まで）	C-P	❶上顎のデブライドメントを行う．	
^	E-P	❶スケーリングやセルフケアによるプラーク除去により，口腔内の状態が改善されつつあることを説明する． ❷定期検診を受けることを勧める（プロフェッショナルケアの必要性）．	
^	O-P	❶下顎の歯肉の炎症状態の程度． ❷上顎の EPP 測定時に出血の有無． ❸定期検診に関する理解度・反応．	
歯磨き時に歯肉からの出血がなくなったと述べることができる． （8/7 まで）	C-P	❶BOP 検査時に手鏡を用いて，出血の有無について確認する．	
^	E-P	❶10 月の定期検診を勧める．	
^	O-P	❶歯肉の炎症の有無と程度． ❷歯磨き時の出血に関して発言． ❸10 月の定期検診の予約に関する発言．	
定期検診を受ける．（#3 と同様） （10/2 まで）	C-P	❶口腔内検査を実施する．	
^	E-P	❶口腔内検査の結果に応じた指導を行う．	
^	O-P	❶前回の口腔内検査と比較（炎症症状が現れていないかを確認） ❷日常生活の歯科予防（う蝕，歯周病）に関する言動． ❸次回の定期検診の予約に関する発言．	

ニーズ④　#5　硬組織の健康状態

平成 27 年 7 月 17 日

歯科衛生診断		<診断句>　う蝕亢進のリスク状態（白濁） <原因句>・口腔内の観察不足 　　　　　・う蝕予防の教育不足 　　　　　・多量のう蝕原因菌（SM, LB）保有
長期目標		あきこさんが 3 カ月後までに，う蝕に対する理解が深まり，日常生活上の予防を自ら立案し，う蝕リスクを低下することができる．
短期目標		計　画
口腔検査結果からう蝕に対する感受性が高いことを述べることができる． （7/17 まで）	C-P	❶フッ化物応用の実施．
	E-P	❶白濁している部位および二次う蝕になる可能性のある修復物がどこにあるか，鏡を用いて共有する． ❷SM，LB の結果を説明する． SM：生活環境の変化により生活習慣や食習慣の乱れが隣接面などにう蝕の発症の可能性があることを説明する． LB：う窩とスクロースの摂取量との関係を説明する． ❸フッ化物応用の説明をする（ホームケアとプロフェッショナルケア）．
	O-P	❶歯科疾患（う蝕）のリスクに関する理解度・反応． ❷生活行動（食生活）についての発言．
日常生活でう蝕予防行動が実践できる （8/7 まで）	C-P	❶う蝕活動性試験（LB）を実施する．
	O-P	❶生活行動（食生活）についての言動． ❷フッ化物の使用についての発言．
定期検診を受ける（10/2 まで）	E-P	❶前回のう蝕活動性試験の結果に応じた指導を行う．
	O-P	❶初診時と前回の口腔内検査結果と比較． ❷日常生活の歯科予防（う蝕）に関する言動． ❸次回の定期検診の予約に関する発言．

〔平成 27 年 7 月 3 日までの情報で優先順位♯1〜4 までの計画を立てました．う蝕活動性試験の結果（検査日より 4 日後）を踏まえて計画を追加しました〕

やっとできあがりました！

 本当に頑張りましたね．どこが苦労したのかしら？

診断ごとに計画を立てるって，こうかしら？　と考えれば考えるほどなかなか進めなかったです．それぞれの診断に対してステップアップする短期目標を立て（p.36参照）ないといけないし，歯科衛生介入も，C-P，E-P，O-Pのどれに該当するのか，何回も確認しました（p.37参照）．特にO-Pはいままで言葉にしたことがないので，表現方法にも迷いました．

でも，これで目標ができたので，どこをあきこさんとともに目指せばいいのか見通しがもてた気がします．

 そうよね．よくわかるわ．これで，これからどのように進みたいのか見通しが立てられたので，あきこさんに確認をとりながら進めていきましょうね．

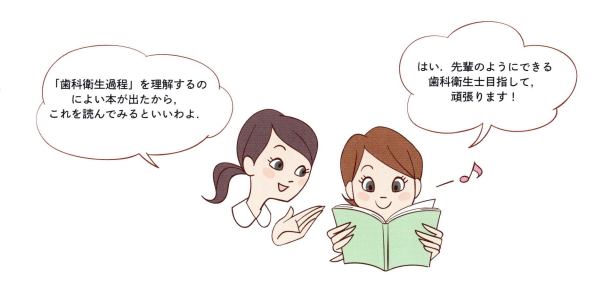

4 歯科衛生介入
─歯科衛生計画の実施─

いよいよ歯科衛生介入が始まります．どんなに歯科衛生アセスメントや歯科衛生診断，歯科衛生計画がうまくいっても，歯科衛生介入が不十分では，望ましい結果は得られません．計画に基づいた歯科衛生介入を安全に，効果的に，確実に行い，対象者の目標達成を支援します．

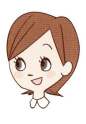

1 歯科衛生介入の全体像

- 初診日の介入が終了したけど，次回からの介入に向けて，歯科衛生計画の全体像をイメージしてみましょう．
- 全体像というと…？
- ほらほら，旅行をする前にスケジュール表に目を通して旅の内容や準備物の確認をするじゃない．それですよね，さえこ先輩．
- そうよ．優先順位＃1の計画を中心に，ほかの歯科衛生診断との相互関係を把握するといいわね．

- できました！　こんな感じでしょうか（**表2-4-1**）．
- すごいじゃない，たかみちゃん，ちょっと説明してごらんなさい．
- はい．あきこさんは，初診日にまき院長に診断されました（p.46参照）．主訴である歯肉の炎症の改善と2本のう蝕治療が必要との説明を受け，歯科治療に同意しました．まき院長の治療計画では，う蝕治療が3回とカリエスリスクが高い状態で歯肉の発赤・腫脹の状態が確認されたことから，私たち歯科衛生士には「歯科衛生実地指導」として，歯科保健指導の指示がありました．歯科治療は初診日の7月3日から10月中旬までを目途に計6回の予定です．
- 私はたかみちゃんと一緒に5つの歯科衛生診断をもとに，優先順位を考えながら計画するお手伝いをしました．
- この表を見れば，それぞれの歯科衛生診断ごとに立てられた歯科衛生計画がどこでどのように実施されるかがよくわかるわ．2日後には，CRTの唾液検査結果も出るから，ニーズ④の診断や計画も考えていくようになるけど，とりあえず，いまの段階での具体的な介入方法について，みんなで考えてみましょう．

表 2-4-1 あきこさんの歯科衛生介入および評価の全体像

来院予定日	7月3日（初診日）	7月17日	7月24日	8月7日	9月9日	10月15日
歯科治療	歯科診断 歯周基本検査	[6⎟：窩洞形成，印象採得 スケーリング（下顎）	[6⎟：インレーset スケーリング（上顎）	[6⎟：窩洞形成，充填	—	—
歯科衛生実地指導	7月の歯科衛生実地指導（1回目）	（2回目）	（3回目）	8月の歯科衛生実地指導（4回目）	9月の歯科衛生実地指導（5回目）	10月の歯科衛生実地指導（6回目）
歯科衛生介入実施予定日	#1 ニーズ③ 顔や口腔に関する審美的満足度 ●━━━●━━━━━━━━━━━━━━━━━━━━━━━━━━━━━━━━━● はずかしがらずに相互実習に臨む #2 ニーズ⑦ 口腔健康管理の知識 ●━━━●━━━●●━━━● 歯肉腫脹や白濁が歯周病やう蝕の症状であるとわかる #3 ニーズ⑧ 口腔健康のための行動 ●━━━●●━━━━━━━━━━━━━━━● 磨きにくい部位の自己管理ができる #4 ニーズ⑤ 軟組織の健康状態 ●●━━━━━━━━━━━━━● 歯肉の回復状態が実感できる #5 ニーズ④ 硬組織の健康状態 ●━━━━━━━━━━━━━━━━━━━━━━● う蝕リスクが低下する

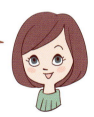

12月の相互実習？ 口の中を見られてもはずかしくないようになっていたいわ

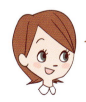

あきこさんは，いまは歯肉の見た目のはずかしさを一番気にしているけど，その原因に関心がないのが残念！なぜそうなったのか少しずつ理解できるように応援するわ．

2 歯科衛生介入の流れ

- さえこ先輩，見てください．先週，たかみちゃんと勉強したときにまとめた歯科衛生介入のポイント例です（図2-4-1）．
- みわこさん，すっきりとまとまっているじゃないの．歯科衛生介入では，その流れのなかで対象者の反応をよく観察しながら行うことが必要なのよ．なぜならその反応は，計画が適切であったかの判断や，次のプロセスである評価へと関連しているからなの．
  たとえば，口腔内写真は，対象者と一緒に，同じ部位の変化（反応）を観察することができるでしょ．見た目を気にするあきこさんの様子はどうだったかしら？
- あれっ？　どうだったかなぁ…
- たかみちゃん，見てなかったの？　写真を見たときの対象者の発言，反応も大切だよ．
- そうなの．対象者の反応によっては，その日のうちに介入の計画を修正・変更することもあるのよ．対象者が目標達成できるように，環境を整える支援も必要ね．対象者の心理的安定やセルフケアが行いやすい環境であるかを考慮しながら介入を行うといいわよ．
- 歯科衛生計画に基づいて歯科衛生介入を実施しながら，歯科衛生評価も同時に進行していくんですね．

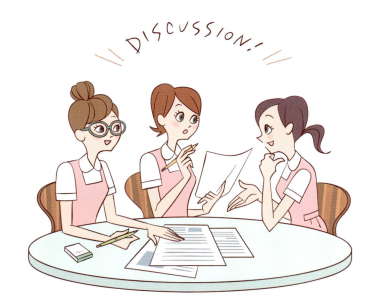

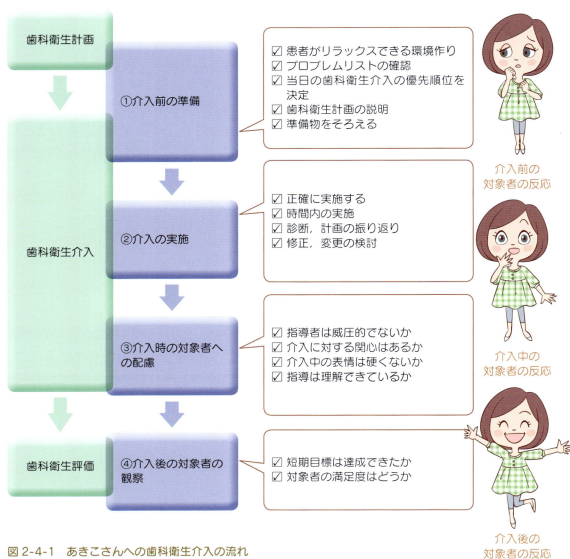

図 2-4-1　あきこさんへの歯科衛生介入の流れ

3 歯科衛生介入の実施

初診日（1回目）の歯科衛生計画の一覧です（表2-4-2）．＃1，＃2の介入を実施しました．

＃1は歯肉の見た目の悪さがはずかしいと思っているあきこさんの主訴であり，きれいにしたいというデマンドが明らかでした．でも，原因となっている歯周病への危機感はなく，改善方法を知ろうとする姿勢もみられませんでした．このままの状態でブラッシング指導をしてしまうと，また3年前と同じになってしまいます．そこで，あきこさんには＃2の歯周病の知識不足を充足することがニーズと考え，今日は歯周病の原因や病態に関する指導から始めました．歯肉の腫脹部位も一緒に確認しました．

あきこさんが前向きにこれから取り組めるよう，歯肉の見た目のはずかしさの気持ちを聞いたり，やればできる力があることを伝えて自己効力感を高めることができるように，応援するつもりでお伝えしました．

よく考えて介入できたわね．「ニーズ③　顔や口腔に関する審美的満足度」を必要とする対象者には，「こうなりたい」という目標をもっていただくことが大切なの．

最初に勉強したマズローの欲求階層説（p.17参照）でも，最も上位（自己実現のニード）でした．

表2-4-2　初診日（1回目）の歯科衛生介入

#1		ニーズ③　顔や口腔に関する審美的満足度
短期目標		計画
はずかしい気持ちが軽減する．(7/3)	C-P	❶歯肉の見た目に関するはずかしさの気持ちを聴く． ❷やればできる力があることを再確認し，肯定感を支える．
	E-P	❶患者の口腔内写真を用いて，歯周病が原因で腫れていることを伝える．
	O-P	❶これからの取り組みに前向きな発言．

#2		ニーズ⑦　口腔健康管理の知識
短期目標		計画
歯肉腫脹の病態と経過を述べることができる．(7/3)	E-P	❶プラークの為害作用を説明する． ❷下顎前歯部BOP検査時に出血した部位を，鏡を用いて一緒に確認する． ❸歯周病の病態・症状と経過（進行，治癒）を簡単に説明する．
	O-P	❶歯肉の状態に関する発言． ❷プラークの付着，BOP，腫脹の有無と程度． ❸歯周病に対する理解度・反応．

4 歯科衛生介入の記録

- 歯科衛生介入の記録については，みわこさんが説明してね．
- はい．えっへん．実施日ごとに毎回記録していきます．介入の記録は，アハハ歯科ではSOAP形式を使用しています．
  記録には，歯科衛生介入の実施時間を必ず記入します．歯科衛生実地指導では15分以上歯科衛生士が指導を行うことになっています．
- そうそう．みなさん，ときどき指導時間の記入を忘れることがあるから，気をつけてね．
- はい…
- ということだから，たかみちゃん初診日の計画にあった＃1と＃2の記録が必要ということなのよ．
- わかりました．では，これから書いてみます．

表 2-4-3 歯科衛生介入（実施記録）

月日	時間	SOAP	担当者
7月3日（金）	16:30〜	＃1　P：下顎前歯部の審美に対する不満　E：歯肉の見た目の悪さ，歯周病についての知識不足	遠藤
		S：12月の相互実習で友達に歯肉の腫脹を見られるのがはずかしいから，それまでに治したい．	
		O：3̄2̄ 歯間乳頭部発赤，腫脹，PD4 mm，BOP（＋）．	
		A：歯肉の見た目をはずかしいと思ってはいる．このままの状態が続くと審美に対する不満が高まる．	
		P：C-P　❶歯肉の見た目に関するはずかしさの気持ちを聴く． 　　　　❷やればできる力があることを再認識し，肯定感を支える．	
		E-P　❶患者の口腔内写真を用いて，歯周病が原因で腫れていることを伝える．	
		O-P　❶これからの取り組みに前向きな発言．	
		歯科衛生士学校の学生である強みを活かし，過去にはできたブラッシング技術をほめ，自信をもってもらえるよう指導した．「がんばります」との発言がみられた．	

P：プロブレム（problem）「診断句」

E：エチオロジー（etiology）「原因句」

5 歯科衛生評価
―プロセスと結果の評価―

歯科衛生計画に基づいた歯科衛生介入のあとは，歯科衛生評価を行います．歯科衛生評価では，歯科衛生士が介入を行ったあとの対象者の変化を判断します．短期目標は達成できたか，それによってゴールである長期目標に向かって対象者がどのように変化しているのかを評価します．

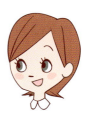

- 歯科衛生評価は，私たち歯科衛生士が介入を行ったあとの対象者の変化を判断するとっても重要な過程でもあるのよ．短期目標は達成できたか，ゴールである長期目標に向かってあきこさんはどのように変化しているかを評価するの．
- これまでの過程（歯科衛生アセスメント→歯科衛生診断→歯科衛生計画→歯科衛生介入）は，これでよかったのかを振り返るものでもあるわけ．
- 今日の#1の指導を歯科衛生計画および評価表に記録してみましょう．
- はい．

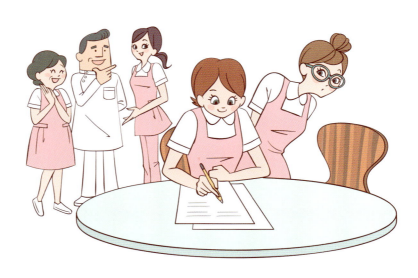

表2-5-1 歯科衛生計画および評価表

吉田　あきこ　様	作成日：平成（　27　）年（　7　）月（　3　）日

歯科医師	まき　まなぶ
歯科衛生士	遠藤　たかみ

歯科衛生計画および評価表

優先順位 #1	ニーズ③ 顔や口腔に関する審美的満足度	＜診断句＞ 下顎前歯部の審美に対する不満	＜原因句＞ 歯肉の見た目の悪さ，歯周病についての知識不足	理由：歯肉の見た目の悪さをはずかしいと気にしている．12月の相互実習に臨めなくなるおそれがある．		
目　標	歯科衛生計画			達成予定日	歯科衛生評価	達成度	月日・評価者
長期目標	2カ月後までに歯肉の見た目の悪さを改善し，はずかしがらずに歯石除去の相互実習に臨むことができる．			9月4日		□達成 □一部達成 □未達成	㊞
短期目標	はずかしい気持ちが軽減する．(7/3)	C-P	❶歯肉の見た目に関するはずかしさの気持ちを聴く．❷やればできる力があることを再認識し，肯定感を支える．	7月3日	歯科衛生士学校の学生である強みを活かし，過去にはできたブラッシング技術をほめ，自信をもってもらえるよう指導した．「がんばります」との発言がみられた．	■達成 □一部達成 □未達成	7月3日 ㊞遠藤
		E-P	❶患者の口腔内写真を用いて，歯周病が原因で腫れていることを伝える．				
		O-P	❶これからの取り組みに前向きな発言				

 さえこ先輩こんな感じでしょうか（**表 2-5-1**）．

 この表では，あきこちゃんの歯科衛生計画立案に基づいた歯科衛生介入後の評価を一覧で確認することができますね．

 そうなの．歯科衛生過程を効率よく進めるために，工夫してみたのよ．

それから，あきこさんは歯科衛生士学校の学生さんだから，長期目標の達成日は予定の9月4日より早いかもしれないわよ．次回の来院の介入時の言動や歯肉の変化に十分気をつけるといいわ．

 わかりました．もし早く達成できたら，その時点で修正ですね．

🧑 短期目標を一つずつ達成していくことで，長期目標に近づいていくのですね．最終的にはそうすることで，あきこさんの口腔の健康，8つのニーズが満たされていってQOLも向上するってことですね．

👩 次回は7月17日か…
さえこ先輩，皆さんありがとうございました．やっかいなのは，あきこさんが生活行動に不規則な面がいくつかあり，歯科疾患に影響を与えていると予測しているのですが，本人にその自覚がないことです．関係図を頭において，健康意識を高めることができるように支援していきたいです．

👩 私もたかみちゃんに負けないように頑張ります．

👩 よかったわ．

👨 えっ，なんだ〜，はらさん泣いてるの (笑)

👩 だって，うれしいんですもの．みんながんばってね！

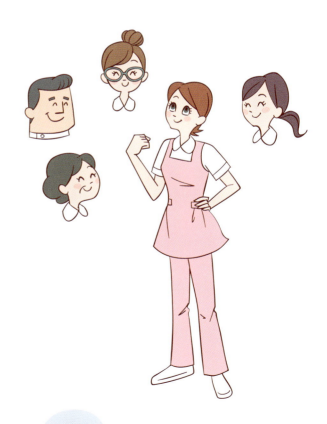

6 書面化（記録）

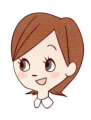

書面化とは，歯科衛生アセスメントから歯科衛生評価までの内容を記録することで，歯科衛生過程のすべてのプロセスで行うものです．歯科衛生業務の質の保証・向上のためにも大事なことですから，その意義や注意事項に留意しながら，簡潔に，わかりやすく書面化を行いましょう．

- ところで，書面化はできているかしら？
- そうだった！！　書面化だっ！　でも，書面化と業務記録の違いがよくわからなくて……
- 歯科衛生士には，歯科衛生業務を行った場合，業務の記録を作成することが歯科衛生士法で義務づけられているわよね．だけど業務記録簿の作成・保管について調べられることがほとんどなくて，必要性も明確にされてなかったので，あまり書かれてなかったの．

■歯科衛生士法施行規則　第3章　雑則（記録の作成および保存）■
第18条　歯科衛生士は，その業務を行った場合には，その記録を作成して三年間これを保存するものとする．

- そうなのよね．ところが1996年の診療報酬改定で「歯科衛生実地指導料」が導入され，歯科衛生実地指導を行った証明文書の写し（歯科衛生実地指導説明書）を歯科衛生業務記録に添付しなければならなくなったのよ．
- そう，歯科衛生実地指導説明書を適切に保管するために歯科衛生業務記録簿を作成することが必要になったわけ．
- だけどね，2014年の診療報酬改訂で，証明文書の写しを歯科医師に渡して，歯科医師が写しを診療録に添付することになったのよ．
- わぁ〜っ．業務記録と書面化と歯科衛生実地指導説明書といっぱい出てきて，ますますわからなくなります．
- そうね．記載内容から考えるとわかりやすいかな．
- その前に，業務記録を書く意味を確認しようかしら．

■業務記録を書く意義
① 業務を実施したことの証明．
② チーム医療におけるメンバー間のコミュニケーションの手段．

③ 法的問題が起こった場合の法的証拠の資料.
④ 医療関係者の教育・研究の資料.
⑤ 実施した業務・ケアの質の評価に活用.
⑥ 専門職としての能力の育成.
⑦ 他職種との共有資料.
⑧ スタッフ間の申し送り.

　なるほど．こんなに大事な意味があったんですね.

　そうよ．意味だけではなく，書くときに気をつけないといけないこともあるわ.

　そう．書けばいいというのもではないのよね．記録はね，①業務を行った日に記録する．②記録者以外にも理解できる記載・表現をする．記録者のメモではないということを忘れないでね．③専門用語で，正確・簡潔明瞭に書く．日記のように，最後まで読まないとわからないような書き方はしないこと．④他職種もみるので共通言語を理解しておくことも必要．⑤上手でなくてもいいから，丁寧な読みやすい文字を書く．くせ字・走り書きは禁物よ．数字も間違えやすいから気をつけてね．⑥歯科衛生士には秘密を守る義務（歯科衛生士法：第13条の6）があるから記載された個人情報は漏らさないようにすることも大切ね.

　わぁ〜緊張する.

　あたりまえでしょ．医療職だもの．まだまだ自覚が足りないわね.

　具体的な記載例を教えるわね.

　お願いします.

　業務記録の記録方法に様式はない（歯科衛生士法施行規則：第18条）とされているんだけどね，少なくとも，①処置を受けた者の住所，氏名，性別，年齢，②口腔衛生状態，③処置の内容，④処置の年月日，⑤直接指導または指示した歯科医師名，⑥歯科衛生士の氏名を書くことが望ましいとされているの.

　業務記録は歯科衛生業務を行ったときの記録で，歯科衛生実地指導説明書は，歯科衛生実施指導をしたときに書く記録ということがわかったけど，書面化はどうなるんですか？

　書面化はね，歯科衛生過程の各プロセスの実践内容を記録する業務記録の一つなのよ．業務記録は「1日単位」で作成して歯科衛生業務記録簿として保管するの．でも，書面化は「対象者単位」よ．従

来は業務記録に様式がなかったこともあって，対象者の様子や個別性もなく，なぜその処置をしたのか，歯科衛生士の考えの根拠の記録もないままに「Scaling．TBI」のように実施した結果を，1日の業務内容として定型文で記録している感じだったの．これでは，歯科衛生士が本来行う，対象者を中心にした歯科衛生業務はみえてこないでしょ．だから対象者の個別性を尊重し，対象者に最も適した歯科衛生介入を実践するために，どのようにアセスメントし，計画し，介入したか，それらの関わり方について記録する．それが，歯科衛生過程の書面化なのよ．

介入したあとの評価も大事なのよ．評価は，歯科衛生士の忘れやすいところだからしっかり勉強しないとね．もちろん評価の書面化も忘れないでね．

はい．各プロセスを書面化する意義もあるんですよね．

各過程を書面化する意義はね，①歯科衛生介入に個別性と科学的根拠をもたせること，②歯科衛生介入に至るまでの実践過程がわかること，③適正な歯科衛生介入を実践した証明になること，④歯科衛生介入が適切に実践されたかの評価になること，⑤歯科衛生士自身が行った業務の明文化と自己評価となること，⑥他者評価の資料となることなのよ．記録することは，自分自身の振り返りに最も役立つことが一番かな．がんばって！

書くことが多すぎてたいへんそう…

はじめはたいへんだけど，歯科衛生過程はものの考え方を整理する方法だからね．対象者の見方も変わるし，書き方もポイントを押さえて書けるようになるわよ．4W 1Hを頭においてね．(p.92参照)

はい．業務記録は1日単位の歯科衛生業務を書いて，歯科衛生実地指導説明書は歯科保健指導料を算定するときに書いて写しをまき院長に提出し，書面化は対象者単位で歯科衛生過程の各プロセスごとに書くということですね．

よく理解できたわね．意義や注意事項も忘れないでね．じゃあ，私がまとめたノートがあるから，これを読んで歯科衛生過程の各プロセスについての具体的な書き方を勉強しておいてね．

> 4W 1Hとは，When，Where，Who，What，Howのこと p.92参照

①　それぞれのプロセスにおける記録

記録（書面化）したものは，診療録と同様に「保管するために記載され

るもの」と，ワークシートのように「自分の考えをまとめるために記載されるもの」とがあります．

　歯科衛生過程を実践する5つのプロセスで，それぞれ記録を残すようにします．書面化は歯科衛生の実践の記録ですので「実践したこと」「事実」について記載します．実践していないことや，あいまいなことについては記述してはいけません．記録されたものは，誰が見ても共通の理解ができるように，正確に記述することが求められます．また，客観性があること，簡潔で記入に費やす時間が少なくて済むこと，関係者がすばやく問題点を把握できる効率性も求められます．

　歯科衛生士は，記録の重要性を十分に考慮し，正しい記載に努めなければなりません．

■記録で行ってはいけないこと
① 前もってこれから行う処置やケアを書いてはいけない．
② 自分が実際にみていない患者の記録をしない．
③ 意味のない語句や，患者のケアおよび観察に関係のない攻撃的な表現をしない．
④ 対象者にレッテルを貼ったり，偏見による内容を記録してはならない．
⑤ 「〜と思われる」「〜のようにみえる」といったあいまいな表現はしない．
⑥ 施設において認められていない略語は使用しない．
⑦ イニシャルや簡略化した署名は用いない．
⑧ 記述間違いを修正液で消したり，消しゴムを使ってはならない．間違った箇所を記録から除いてはならない．
⑨ 消される恐れのある鉛筆や，コピーでよく写らない青インクでの記載はしない（フリクションボールペンも使用不可）．
⑩ 記録の途中で行を空けない．

（市川幾恵，阿部俊子監修：看護記録の新しい展開．照林社，東京，2001．）

　また，対象者の態度や性格などについて否定的な内容の記述をする，病状や診断・治療など歯科医師の領域に踏み込んだ内容を記述する，その他対象者との信頼関係を損なうおそれのある事項を記載するときなどは，注意を必要とします．

　各プロセスにおける記録について説明しますが，この記録は対象者によりよい歯科衛生介入を提供するために記載するものですので，すべての記

録を必ず記入しなければいけないというわけではありません．スムーズに進められるようになれば，効率を考えて，記録するものを減らすことも必要になります．特に臨床では作業量を減らし，効率よく記録を残す工夫をすることが重要です．

歯科衛生過程では経過記録を使います．

■記録のもつ意味
①経過記録：対象者の問題ごとに，対象者の経過をSOAPに分けて記録したもの（焦点は対象者）．
②業務記録：歯科衛生士が行った業務を記載したもの．
③実施記録：保険請求の際に必要な記録．歯科衛生実地指導を記録したもの．

2 歯科衛生アセスメントにおける書面化（記録）

1 対象者の基本情報の記録

基本的な対象者の情報については，各医院で作成された予診票，問診票，健康調査票などが用いられます．様式は決められたものがあるわけではなく，各診療室で必要な情報が収集できるようにします．チェックリスト形式にすると，時間短縮にもつながります（「健康調査票」p.49参照）．

ここで収集する情報は，患者の個人的な情報であるため，必要最低限に留めることが必要です．患者が15歳未満の場合は，保護者から情報を収集し，患者自身が認知症などで判断できない場合は，本人家族の同意を得て収集します．

2 主観的情報（Sデータ）と客観的情報（Oデータ）の記録

対象者から得られた情報を整理するためには，ワークシートを使用すると情報が整理できます．Sデータとは，痛みや不安などの対象者が訴える情報です．それに対してOデータは，誰が見てもそのように見える情報や，検査結果などの数値で示される情報のことをいいます．S，Oデータに，自分の判断や解釈は該当しません．自分の判断や考えは「解釈・分析」になります．S，Oが偏ることなく両方の視点からの情報が記載され

ていることが必要です．効率よく情報収集できるワークシートの作成は，記載漏れを防ぐことにつながります．

3 情報処理（解釈・分析）

分析では，情報のもつ意味を考える必要があり，歯科の専門的な知識が必要になります．たとえば「PD 6 mm」という情報を得たと同時に「深いポケットが存在する」という解釈をすることになります．この解釈は次の段階の歯科衛生診断をするために行うプロセスで，解決可能な問題点を明確にすることが目的です．

アセスメントで用いられる記録用紙には，特に決められた様式はありませんが，アセスメントの項目がニーズごとに示されていると，全体のイメージがつかみやすくなります（「歯科衛生ヒューマンニーズのアセスメントシート」p.61 参照）．それぞれの領域ごとに，情報収集と解釈・分析までを一緒の記録用紙にしておくと考えやすくなります（「歯科衛生アセスメント〜歯科衛生診断シート」p.62 参照）．

■プロセスレコードの活用

歯科衛生過程を展開するには，良好な人間関係が基盤になります．プロセスレコードとは，対人関係（特に医療従事者と対象者間の相互作用）に関する文章の記録をいいます．歯科衛生士が対象者をどのようにとらえて，何を感じて接しているかが重視されます．人間関係の構成要素には，①対象者の言動，②歯科衛生士の反応，③歯科衛生士の行動が含まれており，これを記述する方法がプロセスレコードです．自分自身が思ったこと，感じたことを言語化することにより，歯科衛生士自身が陥りやすい傾向を分析し，自分自身の価値観や行動を理解するために用いられます．

このプロセスレコードは，アセスメントのデータベースとしても利用できます．

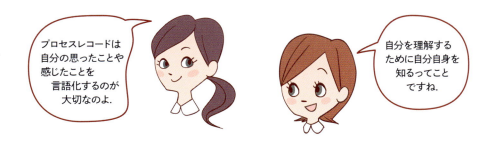

プロセスレコードは自分の思ったことや感じたことを言語化するのが大切なのよ．

自分を理解するために自分自身を知るってことですね．

3 歯科衛生診断における書面化（記録）

　歯科衛生診断文の優先順位をつけたあと，プロブレムリストを作成します．プロブレムリストとは，対象者のプロブレムをリストアップした，いわば目次のようなものです．ここで使われている「♯」はナンバーの省略形です．

　基本的にプロブレムリストは，①プロブレムの記入年月日，②優先順位，③歯科衛生ニーズ，④歯科衛生診断，⑤プロブレムの解決年月日で構成されます（「①プロブレムリスト（記入例）」p.121参照）．

　同時に明らかになったプロブレムは，優先順位の高いものから順に番号を付します．その場合の順位は，マズローの欲求階層説を参考にし，生命に関わることや，いま起きていることを優先します．また，別の日に上がったプロブレムは，優先順位が高くても，問題があげられた順に番号をつけます．プロブレムの番号と，その日のケアの優先順位はあくまでも別ですので，プロブレムリストの順位を変更する必要はありません．

　プロブレムが解決した場合は「解決」と記入し，解決した日付を記入します．

4 歯科衛生計画・立案における書面化（記録）

　歯科衛生計画は，それぞれの歯科衛生診断ごとに立案します．目標を設定する場合，長期目標は大きな方向性を示すもので，1カ月〜数カ月くらいの期間を設定し，対象者がどうなればいいのかをわかりやすく表現します．短期目標は，長期目標を達成するためにいま達成すべきことを目標とし，評価をしながらレベルアップできるような目標にします．

　目標を達成させるうえで歯科衛生計画は重要です．また，計画はできるだけ具体的に考えます．計画にはC-P，E-P，O-Pの3つがありますが（1章p.37参照），必ずしもこの3つすべてを入れなくてもよい場合もあります（「②歯科衛生計画シート」p.121参照）．

> **計画の記入例**
>
> 定期的にデンタルフロスを使用する．
>
> ↓ 「定期的」という表現では「いつ」ということがわかりにくいので，具体的に使用するタイミングを決める
>
> 週に1回就寝前のブラッシング時にデンタルフロスを使用する．
>
> 歯間ブラシで歯肉を傷つけないようにする．
>
> ↓ 歯間ブラシをどのように使用するのか具体的に記入する
>
> ①歯間空隙に合ったサイズを選択する．
> ②ブラシの先を歯間乳頭に合わせやや歯冠側に向けて挿入する．
> ③歯肉を傷つけないよう静かにゆっくり挿入する．
> ④頰舌的に動かして清掃する．
> ⑤角度を変えて挿入し，隅角部まで清掃する．

5 歯科衛生介入における書面化（記録）

歯科衛生介入における記録（経過記録）はSOAP形式で作成します（1章 p.38参照）．

経過記録を記載する目的は，計画に基づく歯科衛生介入の結果，問題はどのように変化したのか（問題の経過）や，対象者の健康状態に応じた歯科衛生介入の内容とその結果を示し，それらをケアの根拠とすることにあります．この記録は，歯科衛生業務・歯科衛生介入の適切性を証明するものとなります（「③経過記録シート（例）」p.122参照）．以下，SOAPの記入例を示します．

1 S（主観的情報）

S（主観的情報）は問題に焦点を当てて，意図的に対象者から聞いたことを記載します．したがって対象者が思ったり，感じたりしたデータですから，対象者に直接聞かないと得られないデータです．対象者が話した言葉をそのまま記載してもかまいませんが，問題について対象者はどう感じているかがわかるように記載します．

> **S（主観的情報）の記入例**
>
> S：それより実習前に何とかなればいいんです．
>
> ↓ 会話文を記載する場合は正確に記入する．同じような表現でも意味が異なる
>
> S：歯石を取る実習までに何とかしたいんです．
>
> S：この辺（右下の犬歯あたりを指さす）の歯肉が腫れて，出血するのが気になっちゃって……
>
> ↓ 会話文をそのまま記載するのではなく，簡潔にまとめて記入してもかまわない．その場合，憶測にならないように注意する
>
> S： 右下の犬歯付近の歯肉が腫脹し，出血が気になる．

2　O（客観的情報）

　O（客観的情報）は，歯科衛生士が対象者を観察したこと，検査したことから得られる情報のことです．「〜のようだ」や「〜かもしれない」などといった表現は記録者の憶測による表現になるので，対象者がその事柄に対してどのように思っているのかをさらに質問して確かめることが必要です．

> **O（客観的情報）の記入例**
>
> O：歯ブラシはペングリップのほうが持ちやすいようである．
>
> ↓ 「〜のようである」というあいまいな表現は避ける
>
> O：ペングリップだと最後臼歯に確実に歯ブラシが当てられる．

3　A（判断）

　A（判断）は，歯科衛生診断に関するSとOを根拠として，科学的根拠に基づいて判断したことです．歯科衛生士が思ったこと・考えたことを書くのではありません．歯科衛生診断に対し，対象者はどのような状態・状況にあるか，問題が目標に到達しているか，目標に向かっているか，中止や変更が必要かを記載します．

A（判断）の記入例

A：歯周病については、本人もだいぶ理解できているようだが，自分の口腔内を見てときおり不安な表情がみられる．

↓ 「不安な表情」というのは歯科衛生士の主観なので，具体的な顔の表情やしぐさ，声のトーンなどを記述する

A：歯周病については，本人もだいぶ理解できているようだが，ため息をつきながら自分のセルフケアについて不安を感じている．

4　P（方針・計画）

P（方針・計画）は，歯科衛生診断に関して当日行ったこと（＝計画したこと）を記載します．

6 歯科衛生評価における書面化（記録）

評価の欄（「歯科衛生評価記録シート」p.123参照）に記入する具体的項目は，①目標達成度判定，②満足度判定，③総合判定の3つです（p.40参照）．①～③が記入できたら，判定の理由を明記します．その理由が，対象者の意欲や努力であったのか，歯科医療を提供した側の要因なのかを記載します．

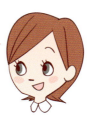

あらかじめ設定した目標と歯科衛生介入による患者さんの変化を比較して，ケアの適否を判断すればいいのね

7 記録の書き方（良い例，悪い例）

記録は，あくまでも客観的な記載を心がけます．主観的な表現や，曖昧な表現があると，記録を読んだ者に正しい状況が伝わりません．誰が見ても共通の理解ができることが重要です．

①あいまいな表現や個人的感情表現の記載は避ける

○○先生に診療を依頼したが，なかなか診てもらえなかった．

⬇ 「なかなか」というあいまいな表現を時間で正確に記載する

10：00　来院時○○先生は治療中
10：30　診療

ブラッシングの必要性を説明したにもかかわらず守れない．

⬇ 「守れない」という表現に個人の主観が入っている

ブラッシングの必要性は伝えたが，よく理解できていない．

②想像や憶測の記載は避ける

表情が暗く落ち込んでいるようにみえる．

⬇ 「〜のようにみえる」はあいまいな表現なので，対象者の状況をありのままに記載する

表情が暗い．

③根拠のない断定的な表現は避ける

反応が鈍い

⬇

名前を呼んでも返事がない

④性格や態度を表す言葉は避ける

がんこ

⬇ 対象者との会話を記載する

『あなたの言うことは聞きたくない』

不機嫌

⬇ 対象者との会話と態度を併せて記載する

『今日は歯を抜きたくない』と視線を合わせずに言う

⑤正式な記号・略語を使用する

PCR ↓

⬇ 自分で考えた記号は使用しない

PCR 10％に減少

ブラッシングはしているようだが…

⬇ 文章は最後まで記載する

ブラッシングはしているが，プラークが多量に付着している

⑥できるだけ不適切な表現は避ける

何度言ってもわからない	➡	同じ説明を3回繰り返したが行動に変化がない
苦情が多い	➡	要望が多い
しつこく聞かれる	➡	同じことを5回も聞く
PCRがいまひとつ	➡	PCR 50％から変化がない
自分でやらせる	➡	自分で行うように促す
指示に従わない	➡	3回説明したが同じことを繰り返す

- どう？たかみちゃん，記録について理解できたかしら？
- はい．とてもたくさんの記録があるけれど，経験を積んでスイスイと書けるように頑張ります！
- そうなのよ．とにかくまずは書いてみることが大事ね．
- まずは，同僚や先輩スタッフの記録を読んでみるといいわね．記入する人によりクセもあるし，わかりやすい文章はどのようなものかも参考になるわよ．
- そうですね．よいお手本も見つかりますね．
- 私も新人の頃は，先輩たちの記録を参考にして，良い記録の書き方を真似することから始めたわ．そのうち自分の文章ですらすら書けるようになったの．
- 記録の書き方がわかると，日頃から情報を整理したり，わかりやすく相手に伝えるコミュニケーションスキルも身につくようになるのよ．
- そうそう．まずはやってみることね．
- 記録をするうえで私が心がけていることの一つは，「ダラダラと書かない」ということ．単純明解に記入された記録は，誰が見ても共通の理解がもてるし，なにしろ時間の短縮になるからね．
- さすが先輩ね！みわこさん．じゃあ，記録には何を書くべきだったかしら？
- 1つ目は対象者の変化がわかる記録，2つ目はスタッフ間で共有できる記録，3つ目は事実を残し証拠となる記録．
- そうよ．大正解！
- すごい．みわこ先輩！　私も頑張って挑戦してみます！
- そうそう，その意気で頑張るのよ．応援するからね．
- はい！　みなさん，これからもご指導よろしくお願いします．

① プロブレムリストシート

記入年月日	優先順位	歯科衛生ニーズ	歯科衛生診断		解決年月日

② 歯科衛生計画シート

優先順位		領　域		

歯科衛生診断	診断句	
	原因句	
長期目標		

短期目標	計　画	
	C－P	
	E－P	
	O－P	
	C－P	
	E－P	
	O－P	
	C－P	
	E－P	
	O－P	

③ 経過記録シート

実施年月日	時　間	SOAP	担当者
		#	
		S）	
		O）	
		A）	
		P）	

④ 歯科衛生評価記録シート

優先順位	歯科衛生ニーズ	目標		評価			要因分析・課題
		種類	評価時の対象者の行動・状態	目標達成度判定	満足度判定	総合判定	
		長期目標		□達成 □一部達成 □未達成	□満足 □不満足 □わからない	□達成 □一部達成 □未達成	
		短期目標①		□達成 □一部達成 □未達成	□満足 □不満足 □わからない	□達成 □一部達成 □未達成	
		短期目標②		□達成 □一部達成 □未達成	□満足 □不満足 □わからない	□達成 □一部達成 □未達成	
		短期目標③		□達成 □一部達成 □未達成	□満足 □不満足 □わからない	□達成 □一部達成 □未達成	
		短期目標④		□達成 □一部達成 □未達成	□満足 □不満足 □わからない	□達成 □一部達成 □未達成	
		短期目標⑤		□達成 □一部達成 □未達成	□満足 □不満足 □わからない	□達成 □一部達成 □未達成	
		長期目標		□達成 □一部達成 □未達成	□満足 □不満足 □わからない	□達成 □一部達成 □未達成	
		短期目標①		□達成 □一部達成 □未達成	□満足 □不満足 □わからない	□達成 □一部達成 □未達成	
		短期目標②		□達成 □一部達成 □未達成	□満足 □不満足 □わからない	□達成 □一部達成 □未達成	
		短期目標③		□達成 □一部達成 □未達成	□満足 □不満足 □わからない	□達成 □一部達成 □未達成	
		短期目標④		□達成 □一部達成 □未達成	□満足 □不満足 □わからない	□達成 □一部達成 □未達成	
		短期目標⑤		□達成 □一部達成 □未達成	□満足 □不満足 □わからない	□達成 □一部達成 □未達成	

よくわかる 用語集

歯科衛生過程…p.12
「Dental Hygiene Process of care」または「歯科衛生ケアプロセス」ともよばれ，アメリカで理念構築された，歯科衛生士の臨床の基盤となる考え方です．歯科衛生士が対象者（患者や健康な人びと）の問題を，知識や技術を土台に体験に基づく事実なども含め，誰もがもっともだと思われるような問題解決の筋道を立てて，結論づける思考の流れです．

クリティカルシンキング…p.14
クリティカル（批判的）とは，「分ける，決める」といった，ものごとを規準に照らして厳密に判断するということです．クリティカルシンキングとは，問題が解決するまで，クリティカルに意思決定を繰り返しながら考えることです．

科学的根拠（エビデンス）…p.16
信頼される研究によって得られた成果をエビデンスといいます．歯科衛生士は，最新で最善のエビデンスとともに，対象者の意向，歯科衛生士自身の技能を考慮し，臨床現場に合わせて対象者へ介入していくことが重要になります．

歯科衛生ヒューマンニーズ概念モデル…p.17
本書では8つのニーズに絞られていますが，DarbyとWalshが提唱した当初は11のニーズがありました．その土台はYuraとWalshのヒューマンニーズ理論にあります．マズローの欲求階層理論では明確にならない臨床的なアセスメントとして，35のヒューマンニーズを明らかにし，そのニーズから歯科衛生の業務領域を考慮した独自のニーズ理論が，歯科衛生ヒューマンニーズ概念モデルとなっています．

マズローの欲求階層説…p.17
人間の欲求は一次的欲求と二次的欲求に大別されます．一次的欲求は生理的欲求や安全の欲求が含まれ，生命を維持するために欠かすことができない欲求です．二次的欲求は社会的生活の中で獲得される社会的欲求で，多くの場合，二次的欲求より一次的欲求が優先され，この欲求を階層構造に理論構築したものです．

生理的ニード…p.17
人間が生きていくために最低限必要な生理現象を満たすための欲求です．食事，排泄，睡眠など，生命を維持するために必要な基本的な欲求で，最も優勢となるものです．

安全のニード…p.17
生存を脅かされないように，危険な環境や行動などから身を守り，その危険をいかに回避して，安全かつ安心して生活していきたいという欲求です．

愛情と所属のニード…p.17
他者との愛情に満ちた関係や，国家・会社・家族など，ある集団に帰属していたいとする欲求で，社会生活を営む人間にとって，必要不可欠な基本的な欲求です．

尊重のニード…p.17
自分は有能で強い存在であり，自信があるといった自尊心に対する欲求や，他者から尊敬され，理解されたいという欲求です．

自己実現のニード…p.17
自分自身の能力や可能性を最大限に引き出し，目標を達成したい，自己成長したいという欲求です．

カンファレンス…p.22
対象者の情報をもとに，問題を明確化したり，問題を解決するための方策を2人以上の間で行う，意見の交換の場です．

栄養サポートチーム…p.22
栄養をサポートするチームで，Nutrition（栄養）Support（サポート）Team（チーム）で「NST」と略されます．栄養管理を対象者の症例や各疾患治療に応じて適切に実施するために，医師，看護師，薬剤師，管理栄養士などの多職種で構成され，歯科衛生士がチームの一員になっている臨床現場もあります．

呼吸サポートチーム…p.22
呼吸をサポートするチームで，Respiration（呼吸）Support（サポート）Team（チーム）で「RST」と略されます．

主観的情報（Sデータ）…p.23
「Subjective（主観的）」の頭文字をとってSデータとよびます．状況に対して対象者，家族からの訴えや意見，対象者が話したことです．例として，医科的既往歴・歯科的既往歴，現病歴，服薬歴，主訴，心理・社会・行動面の背景などがあります．

客観的情報（Oデータ）…p.23
「Objective（客観的）」の頭文字をとってOデータとよびます．医療関係者が五感で認知したデータを指し，観察や診察，測定や検査などによって得られ，同じ方法でほかの人が確認できるものです．例として，全身所見（バイタルサイン，発達レベル，認知レベル），局所所見（歯，歯周組織，軟組織，口腔清掃に関する情報），栄養・食事，摂食・嚥下機能，心理・社会・行動面の背景などがあります．

強み…p.27
対象者の，できること，意欲，望み，サポートしてくれる人など，"よい"ところを示します．対象者からうまく引き出し，目標設定や計画の立案に活かすことで，問題解決しやすくなります．

ヘルスプロモーション型…p.31
「より健康になりたい」という望みや動機づけがある状態を表します．以前に用いられていたウェルネス型は「健康になれたらいいのに」といった対象者の意思の表出を表します．

期待される結果（アウトカム）…p.34
計画立案した歯科衛生介入が，対象者にどのような結果をもたらすかを見通すことです．対象者の介入前後の状態を正確に，誰が・何を・いつ・どこで・どのように・どれくらいの頻度で行うかを，測定または理解可能な表現で記述することで，評価が明確になります．

POS（問題志向型システム）…p.38
Problem Oriented Systemの略で，1968年にWeed博士によって開発された記録法です．3つの段階で構成され，1段階：問題志向型診療録の作成，2段階：記載内容の監査，3段階：記録の修正を行い，対象者の視点から問題を解決するための歯科衛生介入の方法論として活用されます．

歯科衛生過程 チェックリスト

内　容	チェック	チェック項目
歯科衛生アセスメント －情報収集，情報処理（整理・分類）－ －情報処理（解釈・分析）－		1. 主訴に関する情報の記載がなされているか． 2. 主観的情報（Subjective Data），客観的情報（Objective Data）を区別し，記載されているか． 3. 主観的情報（Subjective Data）に対応した客観的情報（Objective Data）が記載されているか． 4. Darby & Walsh の8つのヒューマンニーズに分類されているか． 5. 情報と解釈・分析を区別して記載しているか．（情報に解釈や分析，推測を記入していないか．） 6. 解釈・分析には情報を根拠とした問題と原因・関連因子が記載されているか． 7. 歯科衛生介入が必要である根拠（理由）が明確になっているか．
歯科衛生診断 －情報の統合（問題点，強み，症状）－ －優先順位づけ－		8. 「問題・状態（診断句）」，「原因・病因（原因句）」が書かれているか． 9. 歯科衛生士が歯科衛生介入を行うことで改善可能なものを取り上げているか． 10. 歯科衛生診断がニーズとマッチしているか． 11. 「問題・状態（診断句）」，「原因・病因（原因句）」の意味が同じに記載されていないか． 12. 不適切な用語（法的・価値判断的）は使用されていないか． 13. 歯科衛生診断を実在型，リスク型，ヘルスプロモーション型に分類されているか． 14. 立案月日・優先順位が記載されているか． 15. 優先順位決定の理由付けがなされているか．
歯科衛生計画立案 －目標設定と歯科衛生介入方法の決定－		16. 問題・状態の改善をめざす長期目標となっているか． 17. 原因を除去，改善，変化させる短期目標となっているか 　①主語は対象者であるか 　②目標は1つずつであるか 　③観察・測定可能であるか 　④現実的であるか 　⑤期待される結果として，具体的であるか 　⑥期限が定まっているか 　⑦対象者と共有できるか 18. 対象者の問題に関連したケア計画（C-P：care plan）が立案されているか． 19. 対象者の問題に関連した教育計画（E-P：educational plan）が立案されているか． 20. 対象者の問題に関連した観察計画（O-P：observational plan）が立案されているか．
歯科衛生介入 記録（書面化）		21. 歯科衛生介入の記録は SOAP（IE）で記載されているか． 　① Subjective（主観的症状）患者の訴えていること 　② Objective（客観的所見）観察した結果 　③ Assessment（分析・解釈）そしてどう考えたか，思ったか 　④ Plan（計画）それで，どうするか 　⑤ Implementation（実施）どうしたか 　⑥ Evaluation（評価）どうなったか 22. 記録はニーズ毎に記載されているか．
歯科衛生評価		23. 目標について達成度（達成，部分達成，未達成）を評価してあるか． 24. 歯科衛生計画立案に基づいた介入の結果に対して評価してあるか．（対象者の満足度） 25. 歯科衛生過程全体のプロセスを評価し，客観的に分析したか．

歯科衛生診断句例

領域	診断句	診断句の意味
ニーズ①	感染のリスク状態	病原性微生物によって侵される可能性がある状態
	誤嚥のリスク状態	
	栄養摂取の変調	
	体調急変リスク状態	
	アレルギーのリスク状態	
ニーズ②	歯科治療に対しての不安・恐怖心	
	歯科受診への不安・恐怖心	
	歯科衛生ケアへの不安・恐怖心	
	妊娠による治療への不安	
	外科処置への不安・恐怖心	
	歯周治療に対しての不安・恐怖心	
	歯石除去への不安・恐怖心	
	治療費の不安	
ニーズ③	ボディイメージの混乱	自分が思っている自分の体（口腔）に対するイメージ．生涯を通じて体（口腔）の変化に合わせてボディイメージも変化していくが，あるきっかけで自分の体（口腔）を正しく認識できずに，混乱を起こすこと
	自己尊重の混乱	自己または自己の能力や価値に関する否定的な評価や感情が混乱している状態
	口臭による不安	
ニーズ④	う蝕のリスク状態	
	う蝕亢進のリスク状態	う蝕が進行していく危険がある状態
	多数歯う蝕のリスク状態	
	根面う蝕のリスク状態	
	修復物脱離によるう蝕リスク状態	
	二次う蝕のリスク状態	
	歯質脱灰の亢進状態	歯質の脱灰が進行していく状態
	広汎性の歯の摩耗・咬耗	広い範囲にわたって歯の摩耗や咬耗がある状態
ニーズ⑤	歯肉炎症反応の亢進状態	
	歯肉炎症反応が起こるリスク状態	
	歯肉退縮の亢進状態	
	歯周組織の炎症状亢進状態	
	歯周病のリスク状態	
	歯周病進行のリスク状態	
	歯肉退縮進行の恐れ	
	嚥下機能障害のリスク状態	
	口腔粘膜の炎症亢進状態	
ニーズ⑥	急性疼痛	急激に発生し，短期間に消失する痛み
	慢性疼痛	長く続く痛み
	知覚過敏症状亢進状態	
	知覚過敏リスク状態	
ニーズ⑦	セルフケアの知識不足	
	セルフケアの重要性についての理解不足	
	口腔の健康管理の知識不足	
	口腔疾患の知識不足	
	病態に関しての知識不足	
	口腔疾患情報の知識不足	
	自己管理のための行動不足	
	口腔保健のための行動	
	口腔健康管理不足	
	非効果的口腔衛生行動	
ニーズ⑧	非効果的自己健康管理	
	非効果的治療計画管理	
	病態に関しての情報収集意欲の欠如	
	ノンアドヒアランス	対象者が主体的に自分の健康管理を行っていない状態
	ノンコンプライアンス	対象者と医療従事者が合意している計画と患者の行動が一致しない状態

参考文献

1章

1) Darby ML, Walsh MM：Dental Hygiene: Theory and Practice, 3e, Saunders, 2009.
2) American dental hygienists' association: Standards for clinical dental hygiene practice, http://isbd.idaho.gov/pdf/ADHA%20Standards%20for%20Clinical%20Practice.pdf.［2013年7月10日］
3) American dental hygienists'association: ADHA Standards for Clinical Dental Hygiene Practice Fact Sheet, http://204.232.157.152/media/backgrounders/ADHA_Guidelines_Fact_Sheet.pdf.［2013年7月10日］
4) Walsh MM, Darby ML：A proposed human needs conceptual model for dental hygiene: part I. J Dent Hyg, 1993 Sep-Oct; 67(6): 326-34.
5) Walsh MM, Darby ML：Application of the human needs conceptual model of dental hygiene to the role of the clinician : part Ⅱ. J Dent Hyg, 1993 Sep-Oct; 67(6): 335-46.
6) Walsh MM, Darby ML：Application of the human needs conceptual model to dental hygiene practice. J Dent Hyg. 2000 Summer; 74(3): 230-7.
7) American dental hygienists'association: Dental hygiene diagnosis, an American dental hygienists' association position paper, http://www.adha.org/resources-docs/7111_Dental_Hygiene_Diagnosis_Position_Paper.pdf.［2013年7月10日］
8) Willkins EM: Clinical Practice of Dental Hygienist, 11 edition. Lippincott Williams & Wilkins, 2012.
9) 全国歯科衛生士教育協議会監修：最新歯科衛生士教本 歯科予防処置論・歯科保健指導論．医歯薬出版，東京，2011．
10) 全国歯科衛生士教育協議会監修：最新歯科衛生士教本 歯科衛生学総論．医歯薬出版，東京，2012．
11) 内田陽子：ベストティチャーが教える！看護過程 目からウロコの教え方＆学び方．日総研出版，東京，2008．
12) 任 和子：実習記録の書き方がわかる看護過程展開ガイド―ヘンダーソン，ゴードン，NANDAの枠組みによる―．照林社，東京，2010．
13) 大西和子監修：事例で学ぶ看護過程 part 1．学研，東京，2013．
14) 大島敏子：臨床看護臨時増刊号 ココがポイント わかる！できる！看護記録．臨牀看護，38（12），2012．
15) 下野正基監修：歯科衛生ケアプロセス．医歯薬出版，東京，2007．
16) リンダJ.カルペニート：看護診断ハンドブック 第10版．医学書院，東京，2014．

2章

1) 内田陽子：ベストティーチャーが教える！看護過程目からウロコの教え方＆学び方．日総研出版，東京，2008，63．
2) 任 和子編：実習記録の書き方がわかる看護過程展開ガイド－ヘンダーソン，ゴードン，NANDAの枠組みによる― 第2版．照林社，東京，2012．
3) 日本医学教育学会監修：医学教育マニュアル1．医学教育の原理と進め方．篠原出版，1978．
4) ヴァージニア・ヘンダーソン著，湯槇ます，小玉香津子訳：看護の基本となるもの．日本看護協会出版，東京，1995，75．
5) 全国歯科衛生士教育協議会：平成25年歯科衛生士専任教員講習会Ⅳテキスト，2013．
6) 全国歯科衛生士教育協議会：平成24年歯科衛生士専任教員講習会Ⅳテキスト，2012．
7) ロザリンダ・アルファロ・ルフィーヴァ，本郷久美子監訳：基礎から学ぶ看護過程と看護診断 第7版．医学書院，東京，2012．
8) 全国歯科衛生士教育協議会監修：最新歯科衛生士教本 歯科予防処置論・歯科保健指導論．医歯薬出版，東京，2014．
9) 新しい歯科衛生士のために 2014年．口腔保健協会，東京，2014，26～27．
10) 指定講習会テキスト 歯科保健指導における業務記録．1991，67．
11) 全国歯科衛生士教育協議会監修：最新歯科衛生士教本 歯科衛生学総論．医歯薬出版，東京，2012．
12) 本田みき子：記載例でわかる看護記録時短・改善．日総研出版，東京，2013．
13) 東京都立病院看護部科長会：適切で効率的な書き方がわかる看護記録パーフェクトガイド．学研，東京，2014．
14) 市川幾恵ほか：看護記録の新しい展開．照林社，東京，2001．
15) 吉田直美ほか：歯科衛生過程 HAND BOOK．クインテッセンス出版，東京，2015．

| よくわかる歯科衛生過程 | ISBN978-4-263-42205-2 |

2015年6月10日　第1版第1刷発行
2025年1月20日　第1版第11刷発行

編　集　一般社団法人
　　　　全国歯科衛生士
　　　　教　育　協　議　会
編集代表　遠　藤　圭　子
発行者　白　石　泰　夫
発行所　医歯薬出版株式会社
〒113-8612　東京都文京区本駒込1-7-10
TEL.（03）5395-7638（編集）・7630（販売）
FAX.（03）5395-7639（編集）・7633（販売）
https://www.ishiyaku.co.jp/
郵便振替番号 00190-5-13816

乱丁，落丁の際はお取り替えいたします　　　　印刷・あづま堂印刷／製本・愛千製本所
© Ishiyaku Publishers, Inc., 2015. Printed in Japan

本書の複製権・翻訳権・翻案権・上映権・譲渡権・貸与権・公衆送信権（送信可能化権を含む）・口述権は，医歯薬出版（株）が保有します．
本書を無断で複製する行為（コピー，スキャン，デジタルデータ化など）は，「私的使用のための複製」などの著作権法上の限られた例外を除き禁じられています．また私的使用に該当する場合であっても，請負業者等の第三者に依頼し上記の行為を行うことは違法となります．

[JCOPY] ＜出版者著作権管理機構　委託出版物＞
本書をコピーやスキャン等により複製される場合は，そのつど事前に出版者著作権管理機構（電話 03-5244-5088，FAX 03-5244-5089，e-mail : info@jcopy.or.jp）の許諾を得てください．